Indice

Medicina di Laboratorio

Una guida pratica alla scoperta dei valori di laboratorio e la loro rilevanza nella diagnosi delle malattie

Nathan Orwell

INTRODUZIONE

Con questo libro ho voluto analizzare alcune patologie in relazione agli esami clinici di laboratorio, il testo offre una panoramica delle malattie che coinvolgono i polmoni, il cuore, i vasi sanguigni, le patologie autoimmuni, quelle infettive e infine uno sguardo ai diversi aspetti della tossicologia. Non poteva del resto mancare una parte ampia nei riguardi della metodologia e dei concetti primari inerenti alla medicina di laboratorio.

La medicina di laboratorio è molto complessa perché i suoi esiti dipendono da una miriade di fattori, questi riguardano; l'individuazione del test corretto da eseguire sul paziente da parte del medico, a cui segue il prelievo del campione e la sua analisi.

I tempi odierni a volte tendono ad andare a discapito di una qualità a livello operativa, per questo è di fondamentale importanza riuscire ad approfondire le conoscenze mediche in modo da poter individuare la strada più proficua nella valutazione e successivamente nell'analisi.

Oggi il significato clinico degli esami è molto più complesso rispetto al passato, le conoscenze in merito alle malattie sono in continua evoluzione, la mancata o la superficiale conoscenza porta a degli errori diagnostici molto gravi. Per questa ragione è importante che i concetti della medicina di laboratorio entrino nella medicina generale per far sì che ci sia una maggiore comprensione. Ho cercato il più possibile di utilizzare un linguaggio semplice anche se a livello medico non è sempre facile.

La medicina è in una continua evoluzione è questo è un fattore da non trascurare, le scoperte modificano gli esami che fino a qualche anno prima si davano per certi, gli operatori del settore sono preparati a questa evoluzione necessaria a migliorare sotto diversi punti di vista la vita del paziente. La medicina non è storia ma bensì è una continua evoluzione del sapere. Lo stesso Ippocrate affermava che: *"La vita è breve, l'arte è lunga, l'occasione fuggevole, l'esperimento pericoloso, il giudizio difficile."* Parole vere in ogni tempo!

CAPITOLO 1
I ruoli nella medicina di laboratorio

In un laboratorio clinico operano diverse figure professionali molte delle quali non hanno un diretto contatto con il paziente, sono responsabili della corretta esecuzione dei vari test in modo da poter fornire dei risultati validi, atti ad un'interpretazione e al successivo trattamento della patologia.

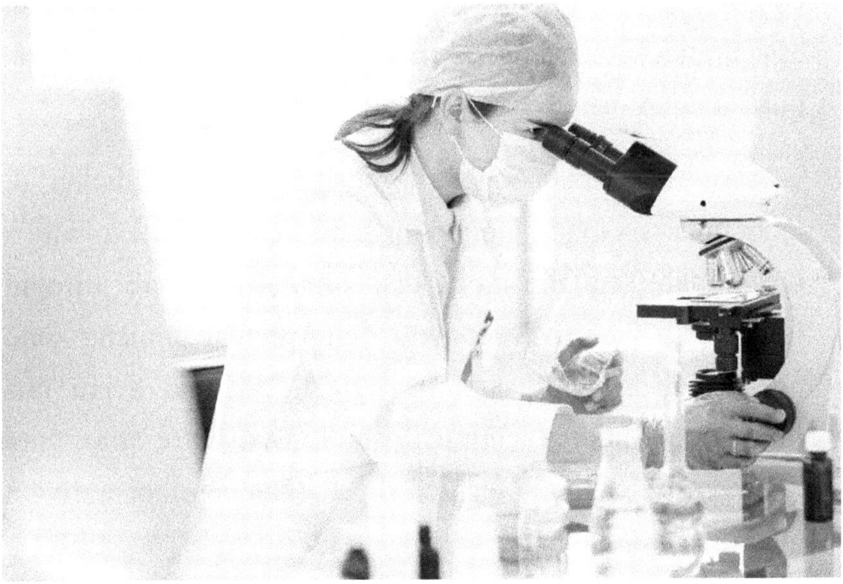

I campioni rappresentati dal sangue, feci, urine, tessuti o altri liquidi corporei, vengono analizzati grazie a delle strumentazioni apposite molte delle quali prevedono delle tecniche di analisi particolare. I laboratori specializzati nell'analisi possono trovarsi negli ospedali, in centri privati o in luoghi lontani dal centro di raccolta dove viene eseguito il prelievo.

Considerando la responsabilità nei confronti della salute del paziente, nel laboratorio clinico si possono incontrare molteplici figure professionali ognuna con uno specifico ruolo, titolo professionale ed esperienza.

Principalmente i ruoli dirigenziali sono affidati a persone particolarmente specializzate in modo che dispongano delle competenze necessarie per poter supervisionare ai test, assicurandosi che vengano rispettati i protocolli inerenti alla qualità del processo e dei metodi.

La regolamentazione che disciplina la medicina di laboratorio ha avuto molteplici cambiamenti, le leggi atte a disciplinare seguono molte disposizioni regionali. In ogni laboratorio in cui avvengono delle analisi cliniche sono presenti i dirigenti sanitari, i quali possono avere una formazione medica, chimica o biologica. Oltre alla figura del direttore vi sono i tecnici, il personale amministrativo e quello ausiliario.

Chi presiede alla figura di direttore deve avere conseguito una specializzazione post-laurea oltre ad una buona e comprovata esperienza in mansioni di tipo manageriale o gestionale. Il direttore non si limita alla supervisione delle varie operazioni in quanto la sua responsabilità va oltre, ogni giudizio diagnostico deve avere la sua firma in calce, deve assicurarsi che i documenti siano trattati nella maniera idonea anche dal punto di vista della privacy, gestisce il personale e si occupa anche della sicurezza sul lavoro.

Il dirigente di laboratorio ha un ruolo sia clinico che manageriale. Deve possedere una formazione medica o attinente, oltre alla conoscenza delle principali metodologie di laboratorio. Il suo lavoro comprende delle mansioni organizzative e di verifica in modo da poter controllare i risultati dei vari processi, in un processo di corretta formulazione del referto fornito al paziente.

Il tecnico di laboratorio si occupa di portare a termine le varie analisi, accertandosi dell'accuratezza dei risultati ottenuti, in pieno accordo ai protocolli vigenti all'interno del sistema in cui opera. I vari tecnici devono disporre almeno di una laurea triennale, attinente all'oggetto delle loro analisi. Oltre ai vari test la sua funzione è anche quella di verifica delle strumentazioni utilizzate che devono funzionare correttamente per l'ottenimento di risultati validi.

L'infermiere è colui che esegue i vari prelievi direttamente sul paziente, rappresenta la figura professionale conosciuta da chi si approccia al laboratorio come utente. Oltre ad occuparsi del prelievo ha una formazione specifica in modo da poter gestire l'ansia o la paura del paziente che si trova ad affrontare una particolare analisi.

Associata alla funzione attiva della sua professione ve n'è anche un'altra più passiva, dove avviene la raccolta dei campioni portati dal paziente, anche in questo caso l'esperienza permette di comprendere se un campione è stato raccolto in maniera corretta oppure no.

La parte amministrativa non svolge un ruolo di analisi ma rappresenta un aspetto chiave per il corretto funzionamento di tutto il laboratorio, sono presenti diverse figure che vanno dall'accettazione, all'inserimento dei dati fino alla loro gestione, con la consegna finale dei referti.

CAPITOLO 2
Concetti primari della medicina di laboratorio

In questo capitolo verranno trattati degli argomenti di primaria importanza per riuscire ad interpretare nella maniera più corretta i risultati dei vari test che vengono condotti in un laboratorio clinico.

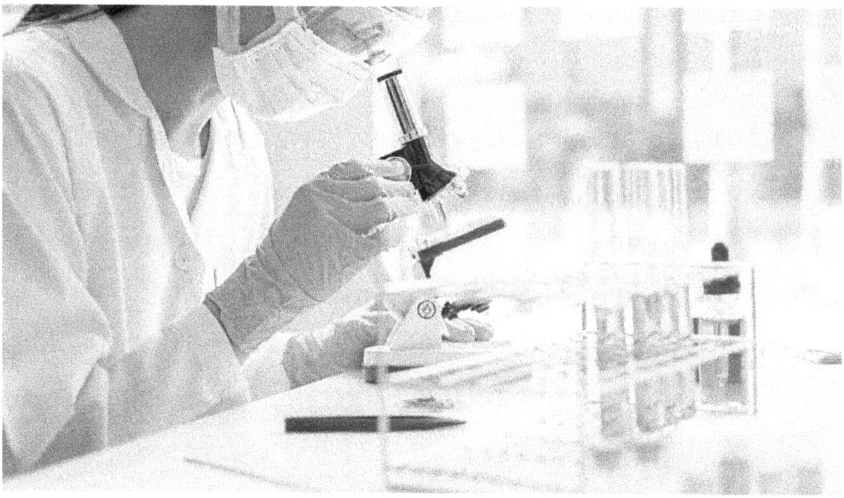

2.1 Concetti analitici

Tendenzialmente si interpreta **il risultato di un test** osservando il range di riferimento, quando i valori dell'esame sono compresi nell'intervallo si tende a pensare che vada tutto bene, in realtà, vi possono essere degli individui che pur rientrando nel range abbiano in corso una malattia subclinica.

Questo è dovuto al range di riferimento che è strettamente connesso al reagente e allo strumento impiegato. Ogni laboratorio opera con dei valori di riferimento, quest'ultimi vengono dati dai produttori dei materiali necessari alla lettura degli esami, non sempre coincidono perfettamente con quelli utilizzati dal laboratorio in quanto vengono mediati.

Vi sono tre intervalli che andremo ad analizzare nello specifico; quello di riferimento, quello ottimale e quello terapeutico.

- **Intervallo di riferimento:** viene ottenuto da individui sani senza alcuna patologia presente o trattamento farmacologico di qualsiasi natura. L'analisi statistica è basata su campioni ampi in modo da identificare il 95% centrale dei risultati in modo da avere un intervallo di riferimento sul quale basarsi.
- **Intervallo ottimale:** si rende necessario in alcune tipologie di esami per far sì che il loro risultato non venga alterato da un'alimentazione ricca di grassi. Infatti, qualche decennio fa proprio a causa di un'alimentazione ricca di sostanze grasse, si è evidenziata un'anomalia nell'intervallo di

riferimento classico di questi donatori, che risultava particolarmente elevato, pur non presentando alcuna patologia o trattamento farmacologico. Per questa ragione sono stati creati questi intervalli ottimali in modo da poter effettuare una prognosi più pertinente.

- **Intervallo terapeutico:** Molte medicine presentano una finestra in termini di valori in modo da capire meglio come comportarsi con il paziente. Pertanto, i valori al di sotto di questo intervallo dimostrano una quantità minima del farmaco mentre valori elevati indicano un livello d'attenzione per la tossicità. Il termine quantità si riferisce all'effetto terapeutico che il farmaco svolge nel sangue che viene monitorato attraverso opportuni valori di riferimento.

In alcuni test di laboratorio la presenza di una malattia o l'assunzione di sostanze d'abuso vengono rilevati attraverso delle **soglie**. Nei test in cui vi è un'eccessiva variabilità, si interpreta il risultato prendendo in esame tutti i referti precedenti che sono stati fatti sempre nella stessa struttura.

Un test di laboratorio può essere definito sensibile quando è in grado di identificare un gruppo di individui con la stessa patologia. In questo caso si ha una soglia diagnostica che separa gli individui che hanno una malattia da quelli sani. **La sensibilità** si concentra su quelli che presentano una malattia. La formula è la seguente:

$$\frac{\text{veri positivi}}{\text{veri positivi + falsi negativi}} \times 100$$

La **specificità** si pone come oggetto di studio la popolazione senza la malattia. Il termine "specificità" deriva dalla statistica e indica la capacità di un test di lavorare nel modo corretto identificando chi non è malato. Il suo utilizzo non deve far intendere la capacità di identificare una malattia in quanto non è questo il suo scopo. La formula è la seguente:

$$\frac{\text{veri negativi}}{\text{veri negativi + falsi positivi}} \times 100$$

È fondamentale riuscire a identificare **il valore appropriato nella soglia diagnostica**, è possibile farlo aumentando leggermente la sensibilità per tutte quelle malattie che pur essendo gravi risultano anche curabili. Se si effettuano dei test per individuare l'AIDS è opportuno che vi sia un falso positivo in modo da approfondire con altri esami piuttosto che un risultato negativo. Se non vi sono delle ragioni specifiche per variare la sensibilità, il valore di soglia dev'essere posizionato in maniera tale da ridurre al minimo eventuali falsi positivi o falsi negativi.

Il **valore predittivo di un test positivo** sta ad indicare la possibilità che sia presente la malattia, diversamente **quello negativo** sta ad indicare la possibilità che non sia presente alcuna malattia. Il valore predittivo è anche influenzato dalla zona in cui si esegue il test in termini di probabilità. Ad esempio, se si ha un'alta percentuale di falsi positivi in merito ad una zona a bassa prevalenza della malattia, tenderà anche a diminuire il valore del test predittivo positivo, come dimostra la seguente formula:

$$\frac{\text{veri positivi}}{\text{veri positivi} + \text{falsi positivi}} \quad \text{x100}$$

Il **valore predittivo negativo** del test non risulta particolarmente influenzato dalla presenza di una malattia, in quanto nella sua formula non vi sono inclusi come vedremo i falsi positivi. La formula è la seguente:

$$\frac{\text{veri negativi}}{\text{veri negativi} + \text{falsi negativi}} \times 100$$

Vi è anche una differenza tra **prevalenza ed incidenza**. La prevalenza include i casi esistenti in una determinata popolazione e viene espressa in percentuale. L'incidenza si riferisce ad un numero di casi compresi all'interno di un intervallo della durata temporale di un anno.

Il termine **precisione** si riferisce ad un risultato che viene ripetuto, i numeri raggiunti non forniscono **l'accuratezza** perché questa ci è data dal numero ottenuto in rapporto al risultato. Un campione preso in esame potrebbe presentare un alta accuratezza affiancata da una scarsa precisione a causa della variabilità alta data dalle ripetizioni.

Gli errori nelle analisi di laboratorio possono avvenire in ogni momento delle tre fasi. La prima comprende l'intervallo di tempo che va dalla preparazione del paziente o del campione, fino al momento in cui raggiunge il laboratorio per l'analisi. In questa fase vengono prodotti i maggiori errori, come, ad esempio;

- Una preparazione insufficiente del paziente
- L'assunzione di farmaci in contrasto con il test
- La mancanza dell'osservanza del digiuno
- La conservazione non idonea del campione

Se si verifica anche uno solo di questi errori il risultato del campione non è da ritenersi valido a prescindere dalla precisione accurata dell'esame. La seconda fase è inerente al momento dell'analisi. Gli errori che si verificano in questa fase sono legati ad un uso scorretto degli strumenti o dei reagenti. La terza fase comprende la generazione e l'interpretazione del risultato. Gli errori possibili in questa fase riguardano un ritardo nella comunicazione del risultato o l'invio di informazioni ad un altro paziente.

2.2 Variabili d'influenza

Esistono delle variabili che possono influenzare il risultato degli esami del laboratorio, nello specifico abbiamo:

- L'età: questo fattore determina intervalli differenti utili all'analisi
- Il sesso: questo fattore a seconda dei livelli degli ormoni può generare dei risultati differenti, un esempio è il ciclo mestruale nelle donne

- La massa muscolare: alcuni elementi sono correlati al grasso corporeo e vi è una relazione come nel caso del colesterolo.
- La postura durante il prelievo: a seconda della postura il volume plasmatico cambia.
- Preparazione errata del paziente: alcuni esami richiedono una certa preparazione, come ad esempio il digiuno, la mancata osservanza conduce a delle alterazioni in termini di risultati.

Oltre alle variabili vi possono essere delle interferenze che conducono il risultato verso un falso positivo o un falso negativo. Quelle principali sono tre:

- L'emolisi
- Elevati livelli di bilirubina
- La lipemia

Vi sono anche alcuni farmaci in grado di cambiare colore al siero, oltre alle interferenze elencate sopra. Il cambio si scontra con alcuni test che funzionano con dei livelli spettrofotometrici, questo è il principale motivo per il quale le alterazioni del sangue vanno ad interferire con il risultato del test.

2.3 Trattamento dei campioni

In riguardo al trattamento dei vari campioni, i tempi di consegna risultano determinati per due motivi, il primo è che ogni laboratorio deve sapere quali esami devono essere processati entro un determinato tempo e quali no, il secondo ha una valenza economica importante, se ad esempio, un laboratorio dovesse consegnare in ritardo un esito ad un paziente ricoverato, questo disguido va a riversarsi direttamente sull'economia dell'ospedale che dovrà mantenere occupato un letto quando in realtà poteva essere liberato. Più tutte le fasi rientrano in un determinato lasso di tempo e meglio è per la gestione economica del sistema.

Le maggior parte delle provette hanno un sistema sottovuoto in modo da attirare più velocemente il sangue all'interno, i tappi si presentano di diverso colore in modo da indicarne il contenuto. Molte provette hanno al loro interno degli anticoagulanti, quando questi non sono presenti il sangue viene centrifugato per rompere il coagulo e rimuovere le cellule, in questo modo si ottiene il siero. Il sangue che non si è coagulato e viene centrifugato per eliminare le cellule è noto come plasma.

La maggior parte dei test raggiungono lo stesso risultato sia utilizzando il siero che il plasma, ma non sempre è così, dipende molto dall'esame che si deve eseguire. I test che utilizzano il plasma hanno dei tempi di risposta inferiori rispetto all'altro procedimento perché non si deve attendere la formazione del coagulo. La quantità di anticoagulante inserita nel tappo dev'essere proporzionata al sangue prelevato altrimenti si rischia di ottenere dei valori poco veritieri. Nella tabella sottostante è possibile osservare il colore del tappo con il suo contenuto.

Colore del tappo	**Contenuto**
Rosso	Il campione coagula naturalmente e si ottiene il siero
Blu chiaro	È presente un anticoagulante citrato
Blu scuro	La provetta ha subito un trattamento per misurare in maniera più accurata le tracce dei materiali pesanti
Viola	È presente un anticoagulante EDTA
Verde	È presente l'eparina
Rosso o Verde con il gel	Non ha l'anticoagulante ma all'interno vi è un gel che permette in fase di centrifugazione una migliore separazione
Grigio	È presente il fluoruro con un anticoagulante ossalato

Giallo	È presente una soluzione di acido-citrato-destrosio in modo da inibire la coagulazione preservando le cellule nelle varie fasi

2.4 Analisi molecolari

Nelle varie analisi che vengono effettuate vi è sempre di più un numero crescente di informazioni geniche, talvolta anche i medici generici hanno delle difficoltà nel comprendere questa terminologia, l'obbiettivo di questo paragrafo è quello di riuscire a fare una maggiore chiarezza in merito a questi termini.

La struttura e la funzione genica: il riferimento più frequente per questa codifica è la partizione del DNA. I cambiamenti relativi al DNA vengono descritti a partire da "c". Troviamo quattro blocchi in questa sequenza, i nucleotidi, nello specifico; adenina, guanina, citosina e timina.

Ogni gene contiene dei segmenti chiamati esoni responsabili di codificare la proteina, gli esoni che non codificano proteine si chiamano introni. Tra questi nucleotidi vi possono essere delle variazioni geniche a livello degli scambi.

Il termine mutazione richiama una variazione genetica, che può sottintendere la presenza di una malattia. Il polimorfismo rappresenta una mutazione genetica in quanto differisce dal codice genetico di controllo e non è legato ad alcuna patologia.

Le mutazioni possono manifestarsi spontaneamente in qualsiasi cellula, molte mutazioni tumorali vengono definite somatiche perché non sono presenti dalla nascita ma sorgono in seguito. Le mutazioni germinali diversamente possono avere una forte componente ereditaria.

2.5 Test citogenetici

La citogenetica permette l'individuazione di un danno a carico dei cromosomi, le variazioni più visibili sono le traslocazioni che si verificano tra cromosomi non omologhi (ovvero che al loro interno presentano dei geni differenti).

I cromosomi omologhi sono quelli che presentano lo stesso numero e provengo uno dal padre e l'altro dalla madre. Si possono avere le seguenti traslocazioni:

- Semplice: parte del DNA che si muove dal cromosoma A
- Reciproca: parte del cromosoma B si trasferisce in A
- Equilibrata: quantità uguale nello scambio
- Non equilibrata: quantità differente nello scambio

La traslocazione rappresenta solo uno dei tanti fenomeni che possono comprendere i cromosomi, ci possono essere delle delezioni, possono presentarsi dei cromosomi extra come nel caso della trisomia, la trasposizione avviene quando un cromosoma si spezza e si attacca in un altro punto dello stesso cromosoma, si segnala anche la duplicazione e molti altri cambiamenti che possono assumere una forma più complessa.

A livello clinico si procede con l'ibridizzazione a fluorescenza (FISH) o quella genomica comparativa (CGH). La prima comprende l'utilizzo di sonde a fluorescenza per localizzare delle sequenze specifiche, in modo da determinare se vi è stata una traslocazione. La seconda determina se vi sono state delle perdite di porzioni di cromosomi o delle variazioni inerenti al numero di coppia.

CAPITOLO 3
La Metodologia

In questo capitolo verrà esposta una descrizione dei principali metodi impiegati nella medicina di laboratorio, la descrizione di ogni metodo si concentra sulle operazioni più importanti dell'esame in oggetto.

3.1 Metodi di immunologia

3.1.1 Test per anticorpi antinucleo (ANA)

Questa tipologia di anticorpi antinucleo viene prodotta dal sistema immunitario e hanno la funzione di riconoscere gli autoanticorpi a livello ematico. Gli ANA sono responsabili di infiammazioni a carico degli organi o dei tessuti, della sintomatologia del dolore muscolare e articolare e di un senso generale di affaticamento. Sono in grado di riconoscere delle sostanze all'interno del nucleo della cellula, vengono anche definiti come dei marcatori nei processi autoimmuni. Un risultato positivo a questo test può associarsi a numerose malattie del sistema immunitario come, ad esempio il Lupus eritematoso sistemico.

Modalità:

Le cellule vengono disposte sul vetrino, se vi sono presenti anticorpi quest'ultimi si legano al nucleo. Il legame viene evidenziato dall'aggiunta degli anticorpi antinucleo marcati con fluorescenza. L'anticorpo fluorescente si lega a quello antinucleo, può presentarsi una colorazione omogenea sopra lo stesso nucleo, oppure concentrarsi sul bordo o tramite punteggiature. Quando viene rilevato l'anticorpo, il siero in esame viene progressivamente diluito. Il risultato è dato dalla diluizione che produce una risposta in termini di colorazione differente.

3.1.2 Elettroforesi delle proteine

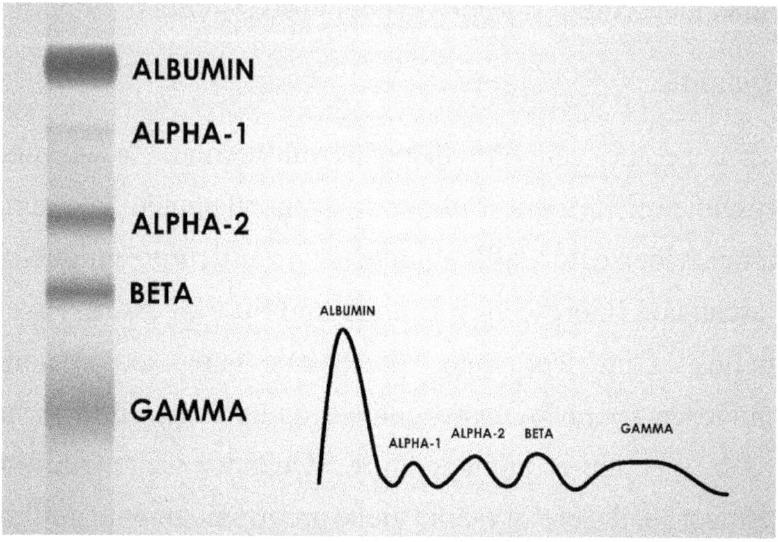

Questa tecnica diagnostica utilizza la massa molecolare e la carica elettrica presente nelle proteine in modo da valutarne sia la quantità che la qualità. Le proteine vengono suddivise in cinque parti:

- Albumina
- Alfa 1 globuline
- Alfa 2 globuline
- Beta globuline
- Gamma globuline

Quando vi è presente un'alterazione possono manifestarsi alcune patologie. Questo esame può essere eseguito sul sangue, sulle urine o altri liquidi corporei. L'esame adotta un metodo specifico, al campione viene applicato un campo elettrico, in modo da sollecitare il raggruppamento proteico per tipologia. Ogni proteina risponde alla sollecitazione elettrica in quanto è dotata di una propria massa e carica a livello elettrico.

Questo esame viene impiegato per individuare:

- L'assenza di proteine definite normali
- La presenza di proteine con anomalia
- I livelli di quantità in rapporto agli altri gruppi e agli standard

Modalità:

Il campione prelevato viene posizionato sulla striscia di gel di agarosio, durante l'elettroforesi le proteine si dispongono all'interno del gel mantenendo posizioni differenti. Le bande sono rese visibili dalla colorazione che adottano, quando vi è la presenza della proteina monoclonale è possibile distinguerla perché si presenta come una macchia di colore scuro.

3.1.3 Immunofissazione per l'identificazione di immunoglobuline monoclonali

Questo esame permette di individuare le globuline all'interno del campione. È possibile utilizzare sia il sangue che le urine per questo esame, le classi di immunoglobuline sono:

- IgA
- IgG
- IgM
- IgE
- IgD

La catena può essere leggera o pesante in relazione alla loro mobilità elettroforetica, con l'Immunofissazione vengono inoculati degli antigeni specifici in modo da identificare eventuali alterazioni, visibili a occhio nudo o attraverso il microscopio per una rilevazione più specifica. Questo esame è utile nella valutazione del mieloma multiplo, nell'amiloidosi primaria e per la sindrome di Waldenström.

Modalità:

Vengono posizionate delle parti dello stesso campione sul vetrino in corrispondenza del gel di agarosio. Le proteine si separano nelle varie corsie in modo che gli anticorpi presenti possano essere caricati e individuate eventuali patologie.

3.1.4 Citometria a flusso

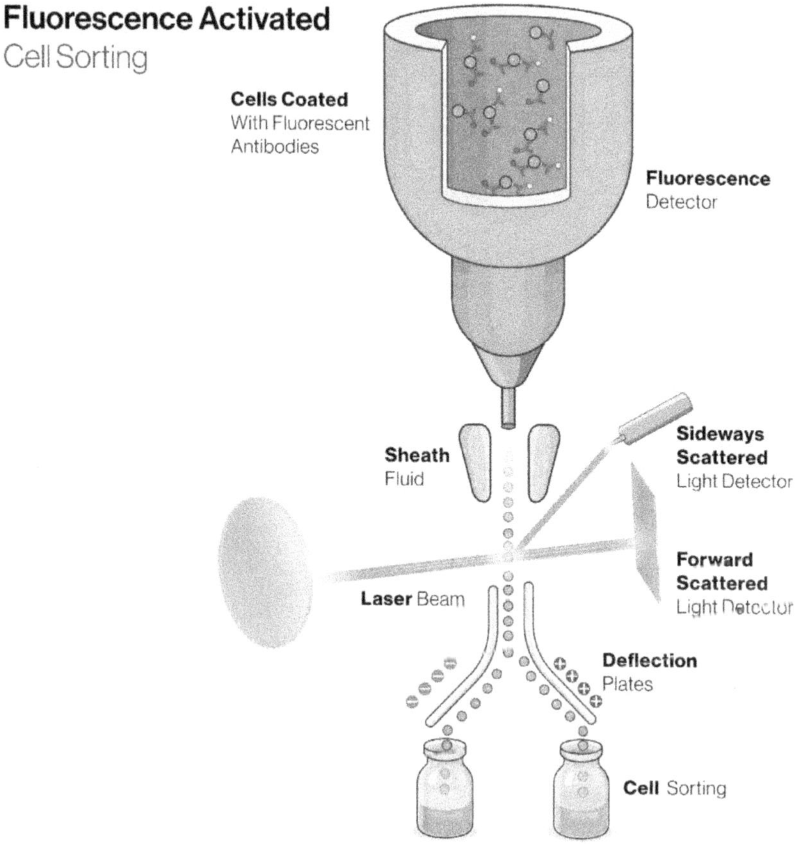

Questo esame serve per determinare la tipologia di cellule e i relativi marcatori attraverso l'utilizzo di anticorpi specifici per l'antigene. Le cellule passano attraverso un raggio luminoso mentre i rilevatori ne analizzano la luce. Questo sistema è basato sulla diffusione della luce in punti specifici e sulla fluorescenza che viene emanata dagli stessi campioni. La luce rilevata viene influenzata dalle caratteristiche primarie del campione, dalla tipologia di illuminazione e dall'angolo utilizzato per l'analisi.

Modalità:

1- *Per l'identificazione della tipologia delle cellule:* le cellule vengono fatte fluire in una sola corrente per poi essere colpite da un fascio di luce, dalla quantità e dalla posizione della luce che viene rimandata è possibile carpire la forma e la granulosità per procedere all'identificazione.
2- *Trattamento manuale per l'identificazione:* viene creata una sospensione cellulare in cui sono stati miscelati degli anticorpi con diversi marcatori, ognuno con una propria marcatura fluorescente, in maniera che la luce possa agevolare l'identificazione.

3.1.5 Nefelometria

Questa tecnica consente di rilevare determinate proteine o altri composti andando a misurare la luce diffusa in modo da considerare la concentrazione. Il campione utilizzato può essere ematico o un altro liquido corporeo.

Modalità:

Il campione viene incubato con uno specifico anticorpo adatto alla misurazione, quando vi sono le condizioni si forma un complesso antigene-anticorpo. Nello specifico l'anticorpo nei confronti del composto si comporta come un reagente, l'antigene è l'elemento da misurare. Quando la luce viene fatta passare attraverso l'antigene-anticorpo tende a disperdersi, ad ogni modo, la quantità di luce che viene diffusa è direttamente proporzionale con la quantità del composto in esame.

3.1.6 Analisi delle crioglobuline

Le crioglobuline sono delle immunoglobuline che tendono a legarsi quando vengono esposte al freddo. Si possono trovare anche nel sangue di soggetti sani, anche se il loro manifestarsi è maggiormente associato ad una produzione anomala a livello proteico.

Una presenza elevata di crioglobuline nel sangue può determinare; dolore a livello articolare, sensazione di fretto alle estremità degli arti, debolezza, eruzioni cutanee, fino a provocare nei casi più importanti un'ulcerazione della pelle. Vi sono tre tipologie di crioglobulinemia:

- Primo tipo/ immunoglobuline monoclonali: proteina creata da un clone anormale, questa situazione è comune nel linfoma e nel mieloma.
- Secondo tipo / immunocomplessi formati da tipologie di immunoglobuline mono e policlonali, questa situazione è comune nell'epatite C o in molte patologie virali.

- Terzo tipo / immunoglobuline policlonali, questa situazione si riscontra nelle patologie autoimmuni.

Un primo test consente di differenziare il tipo di crioglobulinemia, per capire la natura delle proteine è opportuno procedere con la immuno-fissazione delle stesse.

Modalità:

Le crioglobuline sono delle proteine che scendono nel siero quando la temperatura è inferiore ai 37°, per questa ragione è fondamentale che le fasi successive al prelievo mantengano questa temperatura per non provocare una loro discesa anticipata.

Si procede prelevando il siero ad una temperatura di 37°, lo stesso viene diviso in due provette mantenute ad una temperatura di 4° per un massimo di tre giorni.

Una provetta viene analizzata dopo 72 ore per la misurazione del criocito. L'altra provetta viene analizzata mediante l'elettroforesi per determinare la tipologia delle immunoglobuline.

3.2 Metodi di microbiologia

3.2.1 Colorazione di Gram

Questo test viene effettuato per identificare dei microorganismi infettivi nei campioni contenenti materiale biologico, oltre a rilevare questi organismi viene data anche una primaria classificazione degli stessi.

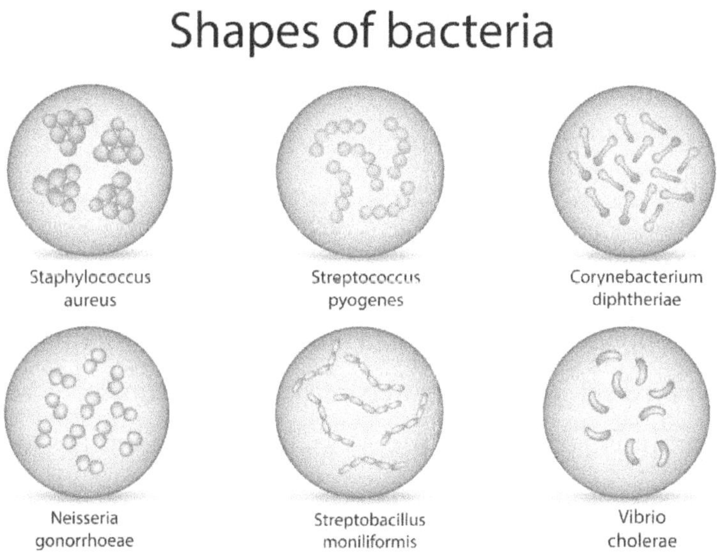

Modalità:

Il campione viene posto sul vetrino per subire un processo di essicazione prima dell'analisi. Il vetrino è sottoposto a due colorazioni differenti per determinare la tipologia degli organismi osservati:

- Gram-positivi assumono una colorazione viola
- Gram negativi assumono una colorazione rossa
- Le cellule non batteriche rivelano solo la loro colorazione tipica

3.2.2 Colture microbiologiche e identificazione dell'organismo

Questo test è utile per identificare dei microorganismi patogeni che vengono rilevati grazie all'isolamento con i test biochimici. Il campione da analizzare può essere liquido, solido o su un tampone.

Modalità:

Dopo averlo raccolto la crescita degli organismi può avvenire sia in modalità aerobica che anaerobica. A tal fine il campione può essere messo su una piastra, immesso in un liquido o dentro una provetta.

Gli organismi cresciuti dalla proliferazione della colonia vengono isolati per procedere con il riconoscimento attraverso una serie di test biochimici.

3.2.3 Emocultura

Questo test viene generalmente eseguito in condizioni di emergenza, quando vi è il sospetto che il sangue sia infetto a causa di batteri o altri agenti patogeni. La presenza di questi elementi viene promossa attraverso la formazione dell'anidride carbonica.

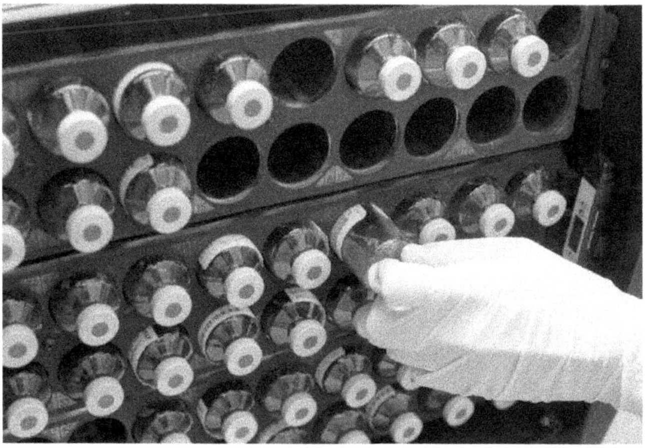

Modalità:

Prima dell'iniezione la pelle dev'essere accuratamente disinfettata per eliminare eventuali batteri o microorganismi cutanei che possono contribuire alla contaminazione del campione. Il sangue viene poi raccolto in appositi contenitori per stimolare la crescita sia in ambiente aerobico che anaerobico.

Gli incubatori dove sono poste le bottiglie sono in grado di rilevare la presenza dell'anidride carbonica, quando la coltura risulta positiva si procede all'isolamento dell'organismo per l'identificazione.

3.2.4 Test di sensibilità antimicrobica

Questi test vengono eseguiti per indicare quali antibiotici riescono ad eliminare un agente infettivo, per mezzo dell'esposizione in vitro posta a differenti concentrazioni del farmaco. Le suddette prove vengono eseguite su batteri, funghi e altri microorganismi. Questi esami prevedono un'esecuzione qualitativa ma anche quantitativa, arrivando anche a determinare l'azione di un mix di farmaci su uno specifico agente.

Modalità:

I microorganismi vengono posti all'interno di una sospensione liquida su un disco o in più provette. Dopo il periodo di incubazione si determina la concentrazione dell'agente, una colorazione chiara dipende da concentrazioni basse del farmaco, una più scura concentrazioni più alte (metodo in provetta).

Nel disco gli organismi vanno a coprire la zona dove vi è anche la diffusione del farmaco, quando vi è una crescita batterica si assiste ad un allontanamento dal centro del disco, quando vi è una concentrazione verso il centro significa che il farmaco reagisce bene.

3.2.5 Immunofluorescenza diretta e indiretta per il rilevamento dell'antigene

Questa tecnica permette la rilevazione di numerosi antigeni sia a livello di tessuto che di cellula. Il principio si basa sul legame chimico che intercorre tra il fluorocromo e l'anticorpo, da questo si riesce a determinare l'espressione e la localizzazione delle proteine. La positività di questo test è collegata al tipo di colore che assume il campione. Vi è nello specifico una immunofluorescenza diretta e indiretta.

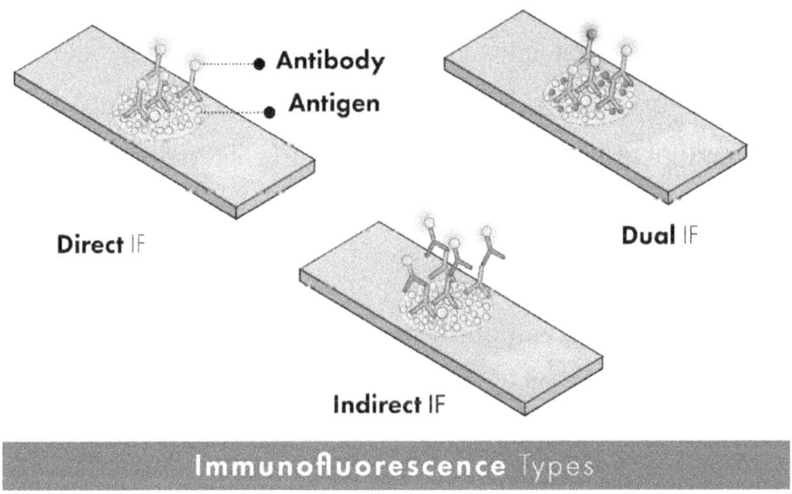

Modalità:

Immunofluorescenza diretta: gli anticorpi marcati con la fluorescenza si legano all'antigene corrispondente.

Immunofluorescenza indiretta: gli anticorpi che non hanno subito nessuna marcatura si legano con l'antigene corrispondente. Successivamente vengono aggiunti degli anticorpi con fluorescenza che si vanno ad unire all'anticorpo legatosi in precedenza con l'antigene.

Entrambe le modalità di questo esame vengono poi lette con un microscopio a fluorescenza.

3.3 Metodi di ematologia e coagulazione

3.3.1 Analisi dello striscio di sangue periferico

Questa analisi consente di avere un'idea delle cellule presenti in una goccia di sangue. Il test fornisce delle indicazioni sulla morfologia, la quantità, la maturazione, la percentuale di alcuni elementi come i globuli rossi, quelli bianchi e le piastrine.

In particolare, i globuli rossi hanno una valutazione in merito alle dimensioni, quantità, colore e struttura. I leucociti per la loro formula e per la quantità. Le piastrine in base al numero o per l'evidenza di anormalità.

Modalità:

La raccolta del campione avviene in una provetta dal tappo viola con all'interno EDTA. Una goccia di sangue viene strisciata sul vetrino in modo da distribuire le cellule ematiche. Il successivo esame al microscopio consente di rilevare delle anomalie nella forma o nel numero degli: eritrociti, leucociti e delle piastrine.

Questo striscio viene generalmente impiegato durante la prime fasi dei vari processi diagnosti soprattutto se si cerca di determinare delle anomalie che coinvolgono le cellule del sangue.

3.3.2 Analisi dell'emoglobina

L'emoglobina sostanzialmente è una proteina che consente ai globuli rossi di ripartire l'ossigeno nell'organismo. L'ossigeno presente nei tessuti è strettamente collegato all'emoglobina all'interno delle cellule dcl sanguc. Se non ve n'è abbastanza gli organi come i polmoni o il cuore si trovano a lavorare sotto pressione, per riuscire a compensare il calo in maniera idonea. Questo esame è abbastanza comune nella maggior parte delle analisi di routine.

Structure of hemoglobin

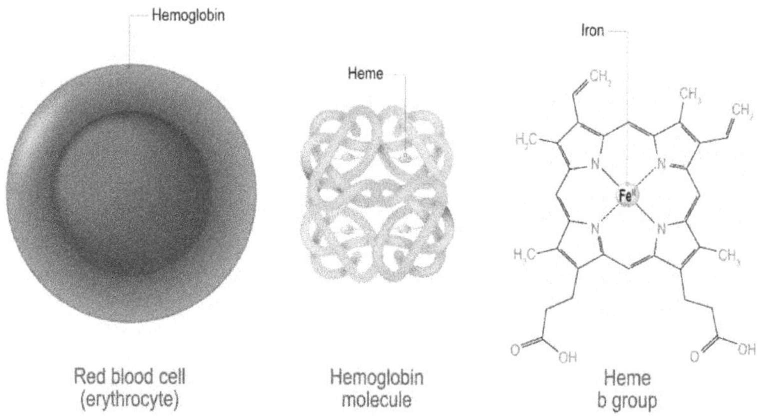

Modalità:

Il sangue viene raccolto in una provetta dal tappo viola con anticoagulante EDTA. I globuli rossi vengono isolati attraverso la centrifugazione e il lavaggio. Successivamente vengono lisati per ottenere una tipologia di emoglobina separata con l'elettroforesi o con cromatografia. Oppure le emoglobine vengono separate con l'utilizzo dell'elettroforesi e di un gel colorato. La migrazione a livello delle emoglobine viene comparata utilizzando diversi sistemi di elettroforesi.

3.3.3 Velocità di eritrosedimentazione (VES)e dosaggio di proteina C-reattiva (PCR)

Con VES s'intende la velocità di sedimentazione degli eritrociti nel sangue. Viene misurato il tempo di separazione dei globuli rossi dal sangue, il risultato è generato dalla quantità di plasma isolato che si trova nella provetta dopo un'ora.

Questo test indica la presenza di uno stato infiammatorio all'interno dell'organismo, la sua poca specificità nell'individuazione di una malattia lo vede comunemente impiegato insieme ad altre analisi, in maniera da comprendere la causa del processo d'infiammazione.

Questa analisi è fortemente consigliata qualora nel paziente sia sempre presente la stanchezza, si ammali di sovente, o contragga piccole infezioni. Quando si verificano queste condizioni significa che il sistema immunitario ha dei problemi ed è necessario approfondire la diagnosi mediante analisi ancora più specifiche.

La proteina C-reattiva viene sintetizzata dal fegato e si sviluppa in seguito ad un processo antiinfiammatorio. In relazione alla VES la sua concentrazione può essere aggiustata con rapidità. Il dosaggio, pertanto, si rivela utile per osservare il processo infiammatorio, valutare l'efficacia delle terapie in corso o l'andamento delle guarigioni chirurgiche.

Modalità:

Il plasma viene messo in un tubo graduato in maniera da attendere che i globuli rossi si sedimentino. La distanza che si rileva indica la velocità della sedimentazione in mm/ora. In basso sul fondo della provetta si noterà la parte più scura contenente i globuli, mentre in alto ci sarà lo strato del plasma. L'utilizzo della proteina C-reattiva ci consente di osservare anche l'infiammazione sistemica.

3.3.4 Saggi PT e PTT

Questo esame serve per verificare la coagulazione del sangue. La sigla PT indica il tempo di protrombina, una proteina ematica prodotta dal fegato, una volta attivata aiuta nella formazione del coagulo, in modo da limitare la perdita del sangue. La sigla PTT indica l'aggiunta di un attivatore in modo da rendere il processo di coagulazione ancora più rapido.

Modalità:

Nella provetta con il tappo blu si inseriscono nove parti di plasma (4.5 ml) e una parte di citrato (0.5 ml), si procede alla centrifuga. Per il PT si aggiunge la tromboplastina e il calcio, per il PTT si aggiunge l'attivatore, la tromboplastina e il calcio. Il tempo del coagulo viene stabilito attraverso i secondi.

3.3.5 Dosaggio dei fattori della coagulazione

Con il termine fattori della coagulazione ci si riferisce a delle proteine che concorrono alla formazione del coagulo. I test misurano la quantità e la funzionalità di determinati fattori in modo che non vi siano alterazioni.

Ogni volta in cui il sangue si coagula intervengono un numero cospicuo di fattori prodotti dal fegato e dai vasi sanguigni. Ogni fattore può essere valutato attraverso dei test. Se vi è una diminuzione il sangue non riesce a coagulare bene. Nei test di primo livello viene analizzata l'attività dei fattori per evidenziare i deficit presenti.

Questo test consente di identificare la concentrazione proteica ma non informa in merito alla loro funzionalità. Quando vi è un sanguinamento a causa di un trauma o una ferita, il corpo mette in atto il processo per la formazione del coagulo chiamato anche con il termine di cascata coagulativa, quest'ultima si conclude con la formazione della fibrina, una rete che grazie all'azione delle piastrine va a formare una specie di tappo che non permette al sangue di uscire.

L'intero processo ha una natura dinamica, nelle persone sane dopo che il tessuto è stato riparato il coagulo viene rimosso. I soggetti che soffrono di episodi emorragici non dispongono di sufficienti piastrine o fattori in grado di determinare l'iter della coagulazione. Esistono anche delle componenti ereditarie nelle patologie emorragiche, per identificarle opportunamente è bene eseguire delle analisi quando si avvertono i sintomi correlati.

Modalità:

Per determinare il tempo di formazione del coagulo si procede miscelando il sangue del paziente con un sangue carente del fattore in esame. Il campione ottenuto permette di determinare attraverso una curva basica il tempo di coagulazione. Si ottengono i fattori II, V, VII e X con un test sul PT, tromboplastina e calcio. I fattori VIII, IX. XI, XII con un attivatore del coagulo, tromboplastina parziale e calcio.

3.3.6 Dosaggi per il fattore von Willebrand

Questo fattore è una proteina che opera nel processo della coagulazione (modello a cascata), i test in questione non monitorano solo la quantità in circolo ma anche l'attività. Quando un vaso viene danneggiato avviene una perdita di sangue, normalmente si forma un tappo piastrinico per impedire la fuoriuscita continua del sangue.

Questo fattore svolge la sua azione direttamente nella cascata coagulativa in modo da rendere disponibile il fattore VIII per la coagulazione. Quando vi è una scarsità di questo fattore serve più tempo all'organismo per arrestare una fuoriuscita di sangue, oltre al fatto che la patologia di von Willebrand è da considerarsi tipicamente ereditaria. È classificata in tre tipologie:

- *Tipo 1:* è la tipologia più comune, si presenta con un sanguinamento moderato durante il ciclo mestruale, dopo il parto, a seguito di un trauma o di un intervento chirurgico. La gravità dei sintomi o delle manifestazioni tendono a variare in base al soggetto.
- *Tipo 2:* in questo caso le fuoriuscite di sangue con episodi emorragici possono essere gravi.
- *Tipo 3:* questa tipologia è abbastanza rara, è tendenzialmente viene diagnosticata in età pediatrica a seguito di episodi emorragici.

Modalità:

Test per la funzione del fattore von Willebrand: in questo caso l'attività del fattore risulta proporzionale alla velocità con la quale le piastrine si legano alla ristocetina.

Test per definire la quantità della proteina di von Willebrand: possono essere utilizzati diversi metodi come, ad esempio, l'immunodosaggio enzimatico per riuscire a quantificare le quantità del fattore proteico.

3.3.7 Aggregazione piastrinica

Questo test determina la capacità di aggregazione delle piastrine, per arrestare una fuoriuscita di sangue concorrono differenti fattori, tra i quali è necessario segnalare: un numero idoneo di piastrine, il fibrinogeno e la trombina. Durante l'analisi le piastrine vengono aggregate a diversi antagonisti, una volta che gli aggregati si sono formati, si procede a valutare il fascio di luce che attraversa il campione.

Modalità:

Il sangue viene prelevato nella fiala con il tappo blu, si prosegue con una centrifuga a bassa velocità in modo che avvenga il sedimento e le piastrine rimangano nel plasma. Vengono aggiunti gli attivatori che danno luogo a due risultati, le piastrine che funzionano si aggregano e si depositano sul fondo, quelle che sono non funzionanti rimangono libere.

3.4 Metodi generali

3.4.1 Misure degli elettroliti: Sodio, Potassio, Cloruro

L'essere umano è costituito principalmente dall'acqua per circa il 70% del suo peso, in questo liquido sono presenti le sostanze che danno luogo a molte reazioni biochimiche necessarie per la vita stessa. Nel sangue, nelle urine e in altri liquidi corporei si trovano gli elettroliti in forma positiva e negativa. Questi grazie alla loro carica consentono:

- Un maggiore equilibrio osmotico
- Una migliore stabilità in riguardo al PH del sangue
- Una maggiore stabilità della pressione e delle principali funzioni cellulari
- Una maggiore reazione enzimatica
- Facilitano l'assorbimento dei nutrimenti e lo smaltimento delle scorie

La loro assunzione avviene attraverso gli alimenti e l'acqua. Vi sono numerose patologie che vanno ad influire sulla loro concentrazione nel corpo. Gli elettroliti nel sangue tendono a variare anche in risposta ad una scorretta alimentazione, un'assunzione bassa di liquidi o in alcuni casi anche un eccesso può comportare dei problemi.

Le analisi che controllano il livello degli elettroliti possono considerarsi una routine diagnostica. Con i test si cerca di rilevare la concentrazione del:

- Potassio
- Sodio
- Calcio
- Cloruro

- Bicarbonato

Una variazione di questi elementi può comportare disturbi di varia natura, dalla stanchezza fino a malattie che colpiscono l'apparato cardiovascolare, polmonare, il diabete e molto altro. Questa misurazione può essere prescritta dal medico anche nel caso in cui compaiano:

- Crampi
- Edema
- Debolezza
- Confusione mentale
- Senso di nausea
- Aritmia

Questo esame permette di vedere nel tempo l'efficacia delle cure prescritte a carico della pressione, del cuore, del fegato o dei reni.

Modalità:

Il campione che viene raccolto per il test è il plasma, il trasporto e la raccolta devono avvenire con una certa attenzione in maniera da evitare l'emolisi. Attraverso degli elettrodi vengono rilevati i singoli ioni in modo da determinarne la misura.

3.4.2 Emogasanalisi

Attraverso questo esame si misurano dei parametri fondamentali all'interno del corpo, tra i quali; l'ossigeno, il pH ematico e l'anidride carbonica. Con il test si riesce ad individuare l'efficacia dello scambio gassoso per far sì che il sangue risulti ben ossigenato. Le patologie che richiedono questa valutazione sono principalmente; polmonari, cardiache, diverse infezioni, il diabete e l'overdose di sostanze stupefacenti.

Modalità:

Il campione dopo il prelievo viene trasportato all'interno di un contenitore con il ghiaccio per poi essere iniettato dentro all'emogasanalizzatore. Un elettrodo a pH misura il pH presente nel sangue. Un elettrodo a pCO2 e un elettrodo in un manicotto di bicarbonato misurano la pCO2 all'interno del sangue. Un elettrodo a pO2 che rileva la quantità di ossigeno presente nel sangue.

3.4.3 Esame delle urine

Questo esame è un test di screening che permette di valutare lo stato di salute generale del paziente, verificando anche nello specifico la funzionalità renale e dell'apparato urinario. Il test viene eseguito in tre step, ci è una prima analisi riferita all'aspetto e al colore, una seconda di natura chimica che rileva alcune sostanze e una terza più approfondita che va ad analizzare il sedimento urinario, per escludere la presenza di proteine, globuli bianchi o sangue nelle urine.

Modalità:

L'analisi delle urine si compone di due parti;

I test chimici: si procede ad inserire nel liquido un tampone reattivo in grado di reagire in presenza dei diversi composti. A questo proposito si va a rilevare:

- Il peso specifico
- I globuli bianchi
- Il pH
- Le proteine
- I nitriti
- Il glucosio
- L'urobilinogeno
- I chetoni
- La bilirubina
- Il sangue

L'esame del sedimento: in questo caso l'urina viene centrifugata per poi essere esaminata al microscopio. I dati più importanti sono:

- RBC
- WBC

Queste vengono raccolte in cilindri per poterle identificare in dimensione e forma.

3.4.4 Dosaggio di immunoassorbimento legato ad enzimi (ELISA)

Questo dosaggio viene effettuato per la rilevazione degli anticorpi nel plasma o nel siero legandoli ad un antigene. Oppure attuando il legamento verso gli anticorpi corrispondenti. Il test produce una reazione in termini di colore in modo da segnalare la presenza dell'antigene o dell'anticorpo che poi verranno misurati allo spettrofotometro.

Modalità:

1- **Per rilevare gli anticorpi nel siero del paziente:** gli anticorpi vengono fissati all'antigene corrispondente, si aggiunge poi un substrato colorato, se viene prodotta una colorazione scura significa che l'anticorpo è presente nel siero.

2- **Per rilevare un antigene nel siero del paziente:** gli antigeni vengono fissati agli anticorpi corrispondenti, si aggiunge poi un substrato colorato, se viene prodotta una colorazione scura significa che l'antigene è presente nel siero.

3.4.5 Cromatografia per separazione, identificazione di sostanze nei fluidi biologici

Questo esame è volto a separare i composti all'interno di un singolo campione attraverso metodi differenti in modo che si possa poi procedere ad un'analisi più specifica a livello quantitativo e qualitativo.

Modalità:

Il campione viene prelevato per riuscire a rimuovere le molecole non appartenenti. Possono presentarsi due modalità:

- **Composto a basso peso molecolare:** viene eseguita un'analisi con gas cromatografia, le molecole presenti possono necessitare di una derivatizzazione chimica per aumentarne la volatilità. Si inserisce il campione nello strumento con separazione in colonna. Vi è un aumento della temperatura per la separazione dei composti, successivamente i composti vengono identificati per mezzo dell'ionizzazione a fiamma, la spettroscopia, o un'altra metodologia per ottenere la rilevazione.
- Composto con molecole grandi (tipo proteine): viene effettuata un'analisi con la cromatografia liquida ad alta prestazione, i campioni vengono

inseriti nello strumento con la separazione in colonna. Il solvente utilizzato va a separare i composti per un'analisi più specifica.

CAPITOLO 4
L’ apparato cardiocircolatorio

L’apparato cardiocircolatorio è composto da tutti gli organi che consentono la circolazione del sangue, questo circolo permette alle cellule di ricevere, i nutrimenti necessari, l’ossigeno, eliminando al contempo le scorie.

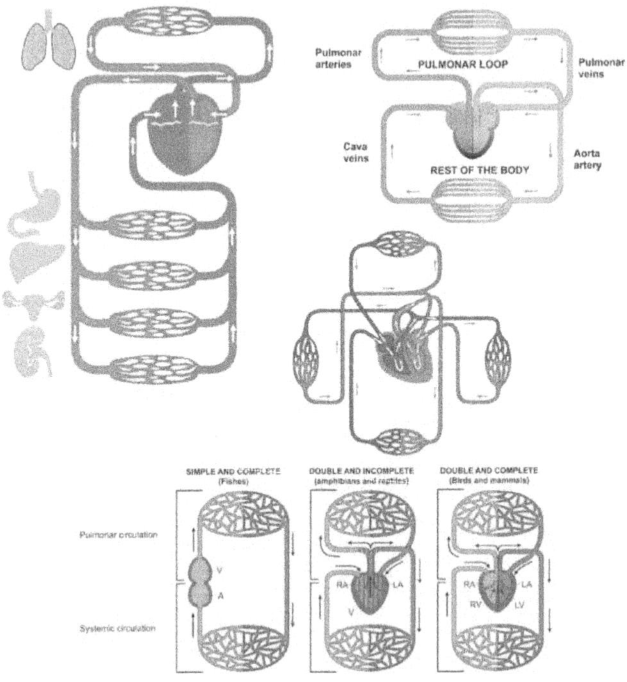

Il motore di questo apparato è il cuore che spinge il sangue attraverso le arterie, i capillari e le vene nel circolo sistemico e in quello polmonare. Le arterie rappresentano il passaggio più grande essendo formate da tessuto elastico, a loro volta si ramificano in vasi sempre più fini in modo da far circolare il sangue in tutto l'organismo portando i nutrimenti necessari ed eliminando lo scarto.

Nella circolazione sistemica il sangue provenendo dai polmoni è molto carico d'ossigeno, viene spinto dal ventricolo sinistro dentro l'aorta che lo fa defluire in tutto il corpo. Al ritorno il sangue carico si anidride e prodotti di scarto entra nell'atrio destro del cuore.

A livello polmonare la circolazione forma un percorso chiuso che prende il via nel ventricolo destro per poi giungere nell'arteria polmonare, che si dirige verso i polmoni. I capillari sono la parte ultima quella deputata a prendere l'ossigeno dagli alveoli. Il sangue ricco d'ossigeno va a confluire nelle vene polmonari fino a giungere nell'atrio destro del muscolo cardiaco per mezzo della valvola mitrale.

La principale funzione dell'apparato cardiocircolatorio è quella di riuscire a distribuire i nutrienti e l'ossigeno in vari punti del corpo riuscendo ad espellere tutte le sostanze di scarto. Oltre a questi elementi vengono veicolati i globuli bianchi e altre molecole come quelle ormonali che svolgono dei compiti importanti. Si può vedere l'apparato cardiocircolatorio come una vasta rete fitta in grado di portare quello che serve dove ve n'è la necessità.

4.1 I principali fattori di rischio cardiovascolare

La conoscenza dei fattori di rischio permette di migliorare la propria salute attuando delle pratiche consone al proprio stile di vita, va detto che i fattori possono essere di natura modificabile e non modificabile.

Ancora oggi le malattie a carico del cuore costituiscono una delle più diffuse cause di decesso. Quando il cuore non è in salute anche la vita del paziente si modifica di conseguenza. Le patologie a carico del cuore comprendono disturbi alle coronarie, cardiopatie di varia natura, trombosi.

Il cuore si ammala di più anche in ragione della vita che si conduce, i lavori sono di natura più sedentaria, si consumano cibi ricchi di grassi e si dispone di meno tempo per rigenerarsi a causa del forte impatto dello stress sulla vita. tutto questo associato ad altri fattori ha promosso l'aumento delle malattie cardiovascolari. Questi fattori di rischio si dividono in:

Modificabili

- **Ipertensione**

L'ipertensione riesce a provocare molti dei suoi danni in silenzio fino al manifestarsi dei sintomi solo in un secondo tempo. La poca attenzione nei confronti di questo fattore provoca un'esposizione maggiore verso le patologie cardiache, soprattutto se vi è la correlazione con altri fattori come il fumo, l'eccesso di peso o il diabete.

In un individuo sano la pressione arteriosa sistolica non deve oltrepassare i 130, mentre quella diastolica non deve superare gli 85. Questi valori possono cambiare se si è esposti ad altre condizioni di rischio, sarà poi cura del medico riuscire ad interpretare la correttezza dei dati. È possibile ridurre questo fattore di rischio con una buona prevenzione facendo attenzione a questi fattori:

- Eliminare il fumo perché oltre ai numerosi danni che produce va ad aumentare l'ipertensione
- Il peso va tenuto sotto controllo in modo che la pressione non vada oltre i valori accettabili
- Lo stress è nemico della salute del cuore perché conduce ad un restringimento dei vasi oltre all'aumento dei battiti
- L'alimentazione dev'essere maggiormente curata riducendo il sale e introducendo un maggiore apporto di vegetali.

La pressione fuori controllo provoca dei danni a livello delle arterie che si irrigidiscono fino ad arrivare a delle lesioni interne, soprattutto se si soffre di ipercolesterolemia. Questi restringimenti non permettono al sangue di fluire correttamente, con il tempo il cuore tende ad ingrossarsi e ad affaticarsi maggiormente. Ne consegue che il rischio di infarto o ictus sono maggiori.

- **Colesterolo**

C'è un legame stretto tra il benessere del cuore e il livello del colesterolo, tant'è che oggi questa correlazione non può essere ignorata. Il colesterolo quando è in eccesso tende ad attaccarsi sulle pareti dei vasi sanguigni, risulta chiaro come il continuo accumulo porti ad una ostruzione impedendo la circolazione del sangue.

Il colesterolo come sostanza è presente nel nostro organismo e viene prodotto dal fegato, quello meno salutare viene introdotto con l'alimentazione, l'eccesso di alimenti ricchi di grassi ne provoca l'aumento. È bene distinguerlo ulteriormente con due sigle per comprendere meglio la sua natura, quello LDL è il principale responsabile del rischio cardiovascolare perché si attacca alle arterie, quello HDL non si accumula nelle arterie e non produce dei danni al cuore.

- **Consumo di alcool**

Non vi è dubbio che il consumo eccessivo di alcool possa danneggiare il cuore. I soggetti che bevono quantità importanti vanno incontro ad una cardiomiopatia alcolica, il cuore si indebolisce e non riesce a contrarsi in maniera efficacie, di conseguenza agli organi arriva meno sangue e nutrimenti. Questo comporta un danno a tutto il corpo con lo sviluppo di cardiopatie, fiato corto, stanchezza, ipertensione e debolezza diffusa.

Nel breve termine possono manifestarsi aritmie cardiache che portano il cuore a battere ad un ritmo diverso, queste si distinguono in atriale o ventricolare. Il mancato afflusso di sangue può comportare il manifestarsi di un ictus cerebrale, anche in soggetti che non hanno sviluppato delle malattie coronariche.

- **Fumo**

Il fumo causa diversi danni a carico del cuore in quanto porta ad un aumento della pressione arteriosa, dei livelli di fibrinogeno e altri fattori che conducono ad un rischio di danno coronarico superiore rispetto a chi non fuma.

Nei soggetti fumatori la pelle invecchia precocemente e la stessa cosa avviene per i vasi sanguigni. Le sostanze che vengono inalate con la sigaretta raggiungono vari organi, tra cui tutto l'apparato cardiocircolatorio.

La nicotina come sostanza se assunta in dosi minime svolge un effetto stimolate a livello mentale e sul tono dell'umore, agisce anche sul battito del cuore e sulla pressione. Il discorso cambia quando viene assunta in dosi elevate, in quanto la sua azione diviene depressiva.

L'assunzione è in grado di provocare una forte dipendenza che va ad enfatizzare i disturbi, questa abitudine cronica provoca dei danni senza ritorno al cuore e ai polmoni, molti dei quali si manifestano solo dopo anni e non nell'immediato. Il fumo contiene delle sostanze in grado di svolgere un'azione silente in grado di amplificare molte patologie, associandosi ad altri fattori di natura non modificabile.

- **Alimentazione ricca di grassi e zuccheri**

La dieta dev'essere strutturata sulla propria persona, è importante avere un adeguata educazione alimentare, quello che si mangia può comportare dei danni sul lungo periodo fino alla comparsa di molte patologie come quelle a carico del cuore.

I grassi non sono da demonizzare in partenza, non tutti sono nocivi, vi sono quelli cattivi e quelli buoni, c'è anche un altro aspetto da considerare ed è quello che riguarda il consumo di zuccheri. Secondo diverse ricerche gli zuccheri semplici sono in grado di fare danni peggiori rispetto ai grassi, soprattutto se si considera il crescente utilizzo dei prodotti industriali. L'eccesso di fruttosio nella dieta porta allo sviluppo del fegato grasso, considerato come un coadiuvante del rischio delle patologie a carico del cuore.

- **Poca attività fisica**

L'attività fisica consente di fare una buona prevenzione nei confronti di molte malattie come quelle a carico del sistema cardiovascolare. Basti sapere che una persona sedentaria corre un rischio maggiore di incorrere in una patologia cardiaca rispetto ad una più attiva.

L'attività fisica fa bene perché consente di avere un maggior controllo sulla pressione arteriosa, previene il diabete e il colesterolo. Con il movimento anche il peso è tenuto sotto controllo e in un certo senso si riesce a gestire lo stress in una maniera più efficace. Per la salute del cuore non è necessario diventare degli atleti, basta una camminata veloce o una corsa leggera per favorire un buon stato di salute.

Non modificabili

- **Età e sesso**

L'età rappresenta un indicatore importante per valutare lo stato di salute di una persona. Le statistiche attuali prospettano un aumento delle patologie a carico del cuore a causa dell'avanzare dell'età della popolazione.

Inoltre, questo fattore porta anche a delle modificazioni a livello strutturale del muscolo cardiaco con l'ispessimento delle arterie, i suddetti cambiamenti causano un aumento della pressione sistolica. Gli anziani presentano problemi cardiovascolari causati dallo stress ossidativo, infiammazioni, e sono più propensi ad episodi di scompenso.

Anche il sesso comporta delle differenze importanti, le donne prima della menopausa non hanno un elevato rischio di incorrere in malattie cardiovascolari, il discorso cambia dopo la menopausa quando il rischio aumenta sensibilmente.

Se si mette a confronto la popolazione maschile con quella femminile risulta chiaro come vi sia un rischio minore da parte delle donne. In quest'ultime incide maggiormente il fumo se viene associato al genere, si rileva un aumento dell'infarto analizzando questa correlazione.

- **Familiarità a livello genetico**

Con il termine "familiarità" ci si riferisce alla presenza di un parente di primo grado che abbia manifestato una patologia a carico del cuore, in questi episodi è bene riuscire a distinguere se la malattia dipende da fattori ambientali/comportamentali oppure se la sua natura ha delle cause genetiche. È importante prestare attenzione se il familiare ha avuto un infarto, un intervento al cuore o è deceduto prima dei cinquantacinque anni per gli uomini o prima dei sessantacinque per le donne.

Le patologie

Le patologie del cuore sono numerose, in questo capitolo ho voluto concentrarmi maggiormente sull'infarto e sull'insufficienza a carico di questo organo.

4.2 Infarto del miocardio

L'infarto comprende uno squilibrio tra la domanda e l'offerta di ossigeno dove si registra una necrosi miocardica dovuta ad un coagulo di sangue che ne ostacola il corretto afflusso. L'interruzione del flusso causa la necrosi, se si riesce ad intervenire in tempi brevi il danno può essere limitato, ma questo varia a seconda del soggetto e da molte altre variabili.

L'infarto può divenire mortale soprattutto quando i sintomi vengono sopravalutati o associati ad altro, questo comporta un intervento non tempestivo che può condurre al decesso. I sintomi più frequenti riguardano; un marcato senso di oppressione al torace con una durata maggiore ai venti minuti, l'estensione del dolore verso la spalla e il braccio, sensazione di nausea ed eccessiva sudorazione.

Va sottolineato che non tutti i soggetti che hanno avuto un infarto hanno manifestato i medesimi sintomi o con pari intensità. Oltre all'infarto è necessario considerare le sue complicanze che dipendono in gran parte da fattori diversi per ogni persona. Pertanto, vi possono essere:

- *Le aritmie* che consistono in ritmi anomali del battito che a seconda del danno manifestato possono assumere una diversa pericolosità.
- *L'insufficienza cardiaca* che comporta un minore afflusso di sangue causando una riduzione dei nutrimenti e un aumento dei sintomi cardiaci correlati.
- *L'insufficienza valvolare* che comporta una minore funzionalità a livello delle valvole.

4.2.1 Tipologie di infarto

- **Infarto del miocardio spontaneo:** Infarto connesso alla rottura della placca aterosclerotica, con successivo trombo in una o più arterie causando una diminuzione del flusso. Nello specifico si tratta di un infarto acuto del miocardio con sopraslivellamento del tratto ST o non STEMI.
- **Infarto del miocardio dovuto ad uno squilibrio ischemico:** Vi è un danno con necrosi

che differisce dalla prima tipologia e contribuisce ad uno squilibrio tra la domanda e l'offerta di ossigeno.

- **Infarto del miocardio che conduce al decesso per indisponibilità dei biomarcatori:** Vi è la morte cardiaca con sintomi di ischemia miocardica prima ancora che sia stato possibile effettuare le dovute analisi e interventi.
- **Infarto connesso all'intervento coronarico:** Sono necessari i sintomi di ischemia miocardica, perdita angiografica, flusso lento o anomalie di motilità a carico della parete.
- **Infarto connesso a trombosi:** Questa tipologia d'infarto viene rilevato dall'angiografia intracoronarica, e da un aumento/diminuzione dei valori dei biomarcatori cardiaci.
- **Infarto connesso al by-pass:** Questa tipologia viene evidenziata dai biomarcatori, oltre che dalle onde Q, ridotta vitalità o altre anomalie associate.

Criteri per la diagnosi:

È possibile parlare d'infarto al verificarsi di queste condizioni:

- Aumento o diminuzione dei biomarcatori cardiaci (troponina) associati all'evidenza di ischemia miocardica con il manifestarsi di uno dei punti descritti qui di seguito:
  - Sintomi di ischemia
  - Manifestarsi di onde Q nell'ECG
  - Identificazione di un trombo
  - Anomalie della motilità visibili sulla parete

- Decesso a seguito dell'infarto dove non è stato possibile un tempestivo intervento di dosaggio dei biomarcatori
- Infarto acuto del miocardio correlato ad interventi coronarici percutanei, questo deve essere confrontato sintomi ischemici, cambiamenti nell'ECG, perdita di vitalità
- Infarto acuto del miocardio correlato a trombosi e rilevato anche per mezzo dell'angiografia
- Infarto acuto del miocardio correlato ad un by-pass coronarico

Per escludere l'infarto del miocardio è necessario effettuare un test con sensibilità diagnostica a valore predittivo negativo, questa viene eseguita nelle terapie d'emergenza dove è necessario capire se vi è il rischio d'infarto prima di rimandare a casa il paziente.

I medici preferiscono effettuare un test con sensibilità diagnostica a valore predittivo positivo, per evitare valutazioni troppo onerose per chi non ha mai avuto questa patologia. Il laboratorio medico assolve il compito di fornire ai dottori le evidenze sui marcatori cardiaci per poter poi procedere ad una diagnosi.

Fino ai primi anni di questo secolo la diagnosi d'infarto veniva fatta prendendo in considerazione almeno due tra questi criteri:

- Dolore diffuso e permanente al petto
- Variazioni nell'ECG
- Aumento dei biomarcatori cardiaci creatin e chinasi totale

Nel 2018 è stata pubblicata una quarta definizione riguardante l'infarto, dove le troponine cardiache assumono un ruolo di riguardo perché sono in grado di migliorare la diagnosi precoce.

La troponina a livello chimico si compone di: troponina T, I e C, insieme formano un complesso in grado di controllare la contrazione del cuore. In questi ultimi anni diverse aziende hanno sviluppato dei dosaggi per mezzo di anticorpi monoclonali, in maniera da monitorare meglio questo valore.

Dal 2018 in poi la definizione d'infarto è dettata dal monitoraggio di cTN con aumenti o cali dei valori sopra al

99° percentile. Altri marcatori come; l'aspartato aminotransaminasi, l'attività di CK totale, le isoforme CK-MB, la mioglobina non vengono più utilizzati per la diagnosi.

4.2.2 Troponina e valutazione del rischio

Diagnosi con aumenti delle troponine per lesioni correlate e non correlate all'infarto

Lesioni riferite all'ischemia miocardica primaria

- Lesione della placca
- Trombosi a livello delle arterie

Lesioni riferite ad uno squilibrio

- Tachicardia
- Cardiomiopatia ipertrofica
- Insufficienza respiratoria
- Anemia importante
- Ipertensione
- Spasmo o embolia coronarica

Lesioni non correlate all'ischemia miocardica

- Miocarditi
- Stress in relazioni a interventi
- Rabdomiolisi con il coinvolgimento del muscolo cardiaco

Lesioni dipendenti da più fattori

- Cardiopatia da stress
- Insufficienza cardiaca
- Insufficienza renale
- Esercizio fisico intenso
- Patologie infettive

4.2.3 Soggetti con ischemia

In un'ottica di medicina preventiva, l'utilizzo di TnI o cTnT nei pazienti con ischemia consente ai dottori di utilizzare questi marcatori sia come indicatori di esclusione ma anche in chiave prognostica. I risultati ottenuti suggeriranno chi è a rischio d'infarto e chi no, in modo da ottenere un precoce e tempestivo intervento. Questi pazienti ottengono un beneficio maggiore dall'uso della terapia anticoagulante associata ad una precoce strategia invasiva, questo metodo richiede due campioni di sangue per misurare la cTn.

Soggetti con sintomatologia non ischemica

Succede spesso di trovarsi davanti ad un paziente con una particolare storia clinica che però non presenta sintomi di malattia coronarica o con una probabilità inesistente di svilupparla. A prescindere da questo come misura preventiva possono essere ordinate le troponine cardiache seriali (cTns), in modo da escludere ulteriormente un possibile infarto.

4.3 Insufficienza cardiaca congestizia

Questa insufficienza rappresenta una situazione in cui il cuore non riesce a pompare bene e si verifica un accumulo di acqua a livello polmonare. Le esigenze metaboliche dei tessuti non riescono ad essere soddisfatte completamente, e questo conduce ad ulteriori complicanze. Questa malattia presenta un'incidenza in continuo aumento soprattutto negli Stati Uniti.

Per una migliore definizione clinica sono stati individuati due biomarcatori: il peptide natriuretico tipo B, e il proBNP N-terminale. La scelta di questi marcatori dipende dalla fisiopatologia di ogni paziente. Il monitoraggio del BNP plasmatico ha migliorato il trattamento dei pazienti riducendo tempi di dimissione e costi del servizio sanitario.

Nella pratica clinica, questo monitoraggio del BPN può essere impiegato come test di esclusione e dovrebbe prevedere anche un ecocardiogramma. In ogni caso il monitoraggio di NP può risultare utile in queste situazioni:

- Fornire una guida alla terapia
- Monitorare il decorso

- Comprenderne il rischio

Vi sono diversi fattori clinici che influenzano la concentrazione di BNP e NT-pro BNP, tra i quali; sesso, età, obesità e funzionalità renale. particolari differenze si osservano tra i tra gli uomini e le donne dove quest'ultime hanno dei valori più alti.

Queste misurazioni di NP in riguardo alla insufficienza cardiaca cronica congestizia confermano che il loro utilizzo in relazione combinata con i trattamenti clinici va a ridurre la mortalità cardiaca e i ricoveri aventi oggetto questa patologia.

CAPITOLO 5
Tossicologia

La tossicologia come disciplina ha al suo interno diverse declinazioni mediche. Pertanto, vengono eseguite delle analisi sui farmaci assunti per ragioni cliniche ma anche legali, vi è anche un monitoraggio terapeutico per alcune patologie e un intervento tempestivo nei pazienti con overdose.

Da un punto di vista forense i farmaci vengono analizzati per stabilire il decesso, per le prove, per disincentivarne l'utilizzo in ambito sportivo o per l'esecuzione di alcuni lavori. In questo capitolo verrà analizzato il ruolo dei farmaci anche in un'ottica di monitoraggio terapeutico, l'utilizzo delle sostanze d'abuso e i relativi rischi e per concludere quelle di natura ambientale con cui possiamo venire in contatto.

Focus:

Monitoraggio terapeutico dei farmaci o TDM

- Con il termine TDM si va a misurare la concentrazione di uno specifico farmaco per definire la dose che dev'essere assunta. Può essere richiesta per i farmaci con effetti indesiderati non trascurabili oppure quando la storia clinica del paziente richiede un determinato trattamento. Va anche detto che non tutti i farmaci richiedono questo particolare trattamento.

Misurazione delle sostanze d'abuso

- Le sostanze d'abuso vengono assunte per ottenere determinati effetti, con opportune analisi è possibile determinare non solo l'utilizzo presente ma anche quello passato.

Misurazione di contaminanti ambientali

- Le tossine ambientali sono delle sostanze con un alto tasso contaminante, il contatto o la semplice esposizione può determinare dei danni che vanno accertati con dei test specifici di laboratorio

5.1 Monitoraggio farmacologico

Con il termine monitoraggio terapeutico si fa riferimento alla determinazione di una specifica concentrazione farmacologica o di un metabolita correlato in modo da poter definirne il dosaggio più opportuno e in seguito verificare la risposta nel paziente.

Il principale obbiettivo di questa pratica è quello di aumentare l'efficacia della terapia andando a minimizzare eventuali effetti indesiderati, per quanto sia possibile. Fino agli anni Sessanta il dosaggio dei farmaci veniva fatto in forma empirica basata sull'errore. Oggi vi sono dei protocolli specifici da seguire che aiutano a ridurre le reazioni avverse, grazie alla sinergia con i test di laboratorio e all'individuazione di range comuni.

I farmaci che presentano un minore indice di sicurezza si prestano maggiormente a questo tipo di monitoraggio, possono intervenire svariati fattori con un evidente azione sinergica, tra i quali si rilevano: l'azione di altri farmaci, condizioni fisiologiche particolari, altre ragioni patologiche.

Il monitoraggio si avvale poi anche di un'analisi a livello di laboratorio efficace e una stima degli intervalli in modo da comprenderne l'azione farmacologica attraverso più fattori. La concentrazione del farmaco viene rilevata nel siero o nel plasma, in alcuni casi vengono utilizzate anche le urine o la saliva.

La maggioranza dei campioni TDM sono valutati come concentrazioni minime, riferite al livello più basso riscontrabile prima della dose, o come concentrazioni massime fino ad un'ora dopo la somministrazione.

Elenco dei principali farmaci osservati attraverso il monitoraggio

- Metotrexato
- Immunosoppressori: ciclosporina, sirolimus, tacrolimus
- Antiepilettici: lamotrigna, levetiracetam oxcarbazepina
- Antibiotici: tobramicina, gentamicina, vancomicina
- Antidepressivi: amitriptilina, desipramina, doxepina, nortriptilina
- Litio
- Farmaci cardiaci: digossina
- Terapia del dolore: bruprenorfina, metadone

Lo studio dell'interazione farmaco/corpo è il principale oggetto di analisi della farmacocinetica. I farmaci si comportano nell'organismo in relazione alle loro caratteristiche chimiche, possono avere una natura; acida, neutra, alcalina o polare. La carica del farmaco va ad influenzare l'assorbimento, la distribuzione e l'eliminazione.

La somministrazione può avvenire secondo diverse modalità:

- Pillole
- Polvere o preparati da sciogliere
- Per via endovenosa
- Per via sublinguale
- Per via sottocutanea
- A contatto con l'epidermide
- Intramuscolo
- Per via rettale

La via di somministrazione scelta andrà ad influenzare anche la tipologia di assorbimento del farmaco che potrà essere più veloce o più lenta. Il monitoraggio clinico deve comprendere necessariamente ogni fattore che può influire sull'assorbimento.

Ad esempio, in un'assunzione orale interverranno diversi fattori dalla solubilità, alle caratteristiche basiche, fino alle possibili interazioni con altri farmaci o alimenti. Inoltre, alcune formulazioni che prevedono questa forma di somministrazione a causa dell'attività metabolica del fegato presentano una inattivazione del principio prima che riesca a raggiungere la circolazione sistemica. La somministrazione endovenosa riesce ad oltrepassare la prima barriera metabolica, rendendola così più efficace.

Dopo l'assorbimento il farmaco viene distribuito a tutto l'organismo attraverso la circolazione, la quantità dello stesso che va ad agire sugli organi è influenzata dal legame con le proteine e con i tessuti. Il legame con le proteine plasmatiche avviene con certe quantità nella maggior parte dei farmaci.

I più diffusi test di laboratorio vanno a misurare la concentrazione totale del farmaco, ovvero la componente associata e quella libera. Alcuni farmaci, ad esempio, si legano alle proteine in quanto le utilizzano come trasporto, se la malattia del paziente va a modificare la componente proteica si può verificare una diversa concentrazione del farmaco libero. Il TDM sostanzialmente può determinare la parte libera e totale del farmaco in relazione alla malattia in modo da riuscire a personalizzare il dosaggio in base anche alle condizioni di salute.

Per quanto riguarda il metabolismo, va segnalato che il fegato è il luogo principale dove vengono metabolizzati i farmaci. Pertanto, le variazioni genetiche, l'età, le condizioni epatiche possono influire negativamente su questo processo, spostando la lancetta verso la tossicità.

La farmacogenetica si occupa dell'interazione del farmaco con il corpo, ovvero di tutto il processo che va dall'assorbimento, al metabolismo fino all'eliminazione. Possono esserci delle varianti genetiche che vanno ad inficiare qualche fase del processo. I test relativi a queste varianti possono aiutare i medici a comprendere la risposta a determinate terapie, minimizzando gli effetti collaterali e la tossicità del farmaco in oggetto.

I farmaci dopo l'assorbimento possono essere eliminati attraverso: i reni, il fegato, le feci, la pelle, i polmoni o in altro modo. Molti farmaci polari non lipofili vengono eliminati dai reni, il corretto smaltimento dipende dalla funzionalità renale e dalle patologie in corso. Il monitoraggio serve anche per capire quali quantità sono rimaste in circolo e se possono rappresentare un elemento di tossicità. Dopo l'inizio della terapia sono necessarie ben cinque emivite per far sì che il farmaco venga eliminato completamente, in modo da raggiungere uno stato neutro per valutare altri interventi. L'associazione di più farmaci può dare luogo a delle interazioni che vanno valutate a secondo della posologia del paziente.

I laboratori utilizzano dei saggi immunologici per determinare la quantità del farmaco in maniera rapida. Questi saggi hanno un vantaggio in termini di velocità e analisi di più campioni rispetto ai metodi cromatografici. Nella maggior parte dei casi la misura in oggetto è inerente alla concentrazione totale del farmaco, considerando il fatto che quella libera risulta non solo più dispendiosa ma necessita di metodi più sensibili.

I campioni biologici utilizzati per effettuare queste analisi sono il siero o il plasma. Un'eccezione è data dagli immunosoppressori che necessitano del sangue intero per l'analisi, visto che i componenti si legano ai globuli rossi.

Le urine vengono utilizzate per verificare la somministrazione degli oppiacei. L'utilizzo delle urine può comportare il rischio di contaminazione da parte del paziente, con la conseguente minore validità del test. La saliva e generalmente i fluidi orali vengono impiegati dove il prelievo con altri metodi risulta più complicato, come in età pediatrica o dove si rende necessario l'utilizzo di questa tipologia. Generalmente, le concentrazioni minime vengono prese prima che venga somministrata una nuova dose, e sono utilizzate per monitorare l'attività terapeutica.

5.1.1. Principali farmaci soggetti a monitoraggio

Metotrexato: viene utilizzato nel trattamento delle neoplasie, le controindicazioni includono: insufficienza renale, neurotossicità, tossicità intestinale ed epatica. I pazienti che corrono i rischi maggiori sono quelli con una bassa idratazione o con un'insufficienza renale.

Immunosoppressori: il tracolimus, la ciclosporina e il sirolimus vengono utilizzati per evitare il rigetto dell'organo dopo il trapianto. La ciclosporina viene impiegata per curare la psoriasi e l'artrite reumatoide. Questi farmaci sono stati scoperti in batteri e funghi, il loro monitoraggio è altamente raccomandato visto la loro elevata variabilità.

Tendenzialmente i farmaci immunosoppressori vengono gestiti dal metabolismo epatico, con la formazione di metaboliti che mantengono la loro attività immunosoppressiva. In diversi saggi si possono verificare alcuni falsi positivi o negativi che necessitano di un ulteriore valutazione. Per arginare questi problemi sono oggetto di studio le tecniche basate sulla cromatografia liquida ad alta prestazione affiancata alla spettrometria di massa tandem.

Gli antibiotici: la tossicità degli antibiotici dipende dalla quantità somministrata e dalla relativa durata. Inoltre, vi sono coinvolti altri fattori inerenti alla funzionalità cardiaca e renale, all'età, alle patologie o all'obesità che possono concorrere all'alterazione del quadro. Per queste ragioni i valori vanno interpretati in relazione con la funzionalità renale del paziente per ridurre gli effetti tossici.

Gli antiepilettici: questi farmaci sono oggetto continuo di monitoraggio in modo da impedire eventuali attacchi nel paziente, grazie alla dose "giusta" che si avvicina alla dose minima efficace. I valori prossimi al picco vengono ricercati quando si ha un chiaro sospetto di tossicità. Va segnalato che un livello troppo basso porterà allo sviluppo dell'attacco epilettico mentre uno particolarmente elevato andrà a produrre delle convulsioni.

Gli antidepressivi: questi farmaci sono soggetti ad un monitoraggio costante, una prima ragione risiede nell'alto tasso di variabilità individuale a livello metabolico, e in seguito all'eliminazione dei principi. Gli antidepressivi triciclici in caso di eccessivo dosaggio possono dar luogo ad episodi epilettici o ad aritmie.

Il litio: viene principalmente utilizzato nella cura del disturbo bipolare. L'eliminazione avviene per via renale, in alcuni casi si può manifestare una tossicità cronica associata ad episodi di letargia, tremori, debolezza e spasmi.

Digossina: questo farmaco viene utilizzato per la cura di patologie cardiache come l'insufficienza o le aritmie. Il sovradosaggio si manifesta attraverso un dolore a livello addominale, confusione e alterazioni della vista.

Terapia del dolore: in questo gruppo vi è il paracetamolo che viene comunemente utilizzato come analgesico, non è necessario controllare il dosaggio ma è bene farvi attenzione per non sovraccaricare il fegato. Se il paziente è costretto per ragioni terapeutiche ad assumere un dosaggio importante è possibile associare l'azione dell'N-acetilcisteina per evitare le complicazioni epatiche.

Il paracetamolo viene assorbito molto rapidamente a livello intestinale, la dose giornaliera raccomandata non deve superare i 4 g, se si eccede si può presentare un'epatotossicità. La manifestazione acuta della tossicità avviene solitamente dopo tre ore dall'assunzione, accompagnata da una sensazione di nausea e malessere generale.

L'aspirina è un farmaco che viene utilizzato da più di un secolo e la sua funzione è sia analgesica che antipiretica. Viene assorbita e metabolizzata molto rapidamente dal corpo, se viene impiegata in un dosaggio terapeutico non è necessario un monitoraggio; tuttavia, l'avvelenamento da salicilato può condurre ad un'alta morbilità e mortalità, soprattutto se non viene identificato per tempo.

Una principale caratteristica della tossicità deriva dall'alcalosi respiratoria associata al vomito. A livello ematico si nota l'aumento della protrombina e occasionalmente del sanguinamento intestinale.

Metadone e buprenorfina sono dei farmaci con un'applicazione nella terapia del dolore cronico. Il dosaggio viene regolato in base al sollievo dal dolore, questo può condurre ad un alto potenziale d'abuso da parte del paziente, che per la sua tutela deve firmare dei documenti in cui appresta il consenso ad utilizzarlo solo per fini terapeutici. I test delle urine vengono utilizzati per monitorare l'andamento della terapia soprattutto dal punto di vista del dosaggio.

5.2 Sostanze d'abuso

L'analisi di queste sostanze comprende i test per le sostanze illecite e per quei farmaci che possono dare dipendenza. Il principale obbiettivo in questo caso consiste nel rilevare l'abuso associato al tempo di assunzione. La concentrazione rilevata e presa in considerazione si attesta sotto o sopra una determinata soglia.

Solitamente queste sostanze risultano maggiormente concentrate nelle urine rispetto al siero. Se si vuole analizzare l'assunzione di più droghe è necessario procedere in più step strutturati su due livelli. Un saggio in modo da verificare la presenza di queste sostanze e un'analisi con tecniche di separazione cromatografiche in modo da ottenere una seconda conferma in merito alla droga utilizzata.

Tali metodologie anche se risultano più onerose in termini sia di tempo che di costo si rendono necessarie per analisi forensi o legali, dove è richiesta una risposta certa. Questi risultati non sono finalizzati ad una cura immediata del paziente perché sono richiesti un po' di giorni per avere un responso.

Le sostanze d'abuso non hanno range di riferimento, in quanto il medico che ha ordinato il test si aspetta una positività. Ad esempio, l'ossicodone viene utilizzato nella terapia del dolore, se vi si trovano tracce nell'urina significa che il paziente lo sta assumendo, se diversamente nell'urina non vi è alcuna traccia, molto probabilmente l'uso del farmaco viene destinato ad altri.

Va segnalato che lo screening non segnala ogni droga presente in natura, l'analisi che viene effettuata in laboratorio ha come principio guida la specificità in modo da consentire un trattamento efficace.

Tempo di rilevamento delle sostanze più comuni

Analita urinario	Tempo
Amfetamine	2/3 giorni
Barbiturici	1/4 giorni
Benzodiazepine	2/8 giorni
Cocaina	1/3 giorni
Metadone	2/3 giorni
Oppiacei	2/3 giorni
Fenciclidine	6/14 giorni
Marijuana	25/30 giorni

In termini di prelievo del campione sono abbastanza frequenti i falsi negativi dove l'urina viene alterata dal paziente, in modo da non dare esito positivo alla rilevazione. Vi sono molte sostanze come la candeggina, il bicarbonato o l'aceto che se vengono aggiunte all'urina sono in grado di trasformare un positivo in negativo.

Questa alterazione può essere verificata controllando il pH del paziente, generalmente la maggior parte delle modifiche può essere facilmente rilevata se un laboratorio è attento, quella un po' più complicata da rilevare è la sostituzione dell'urina con quella di un soggetto sano. Riassumendo è possibile affermare che:

- Le sostanze contenute nei farmaci sono concentrate nell'urina subito dopo l'uso
- L'urina permette di rilevare questi agenti ma rimane un campione facilmente alterabile, non è possibile monitorare la raccolta dell'urina per questioni di privacy, però è possibile scoraggiare metodi di contraffazione facili, tappando i rubinetti o eseguendo altri interventi direttamente in sede di raccolta
- La raccolta dell'urina dopo l'assunzione permette di avere maggiori informazioni rispetto a quella effettuata giorni dopo
- I campioni di siero o plasma sono indicati per rilevare l'intossicazione dei farmaci o dell'alcool, questo tipo di prelievo non è soggetto ad alcuna alterazione.
- I test possono essere eseguiti anche su altri elementi come; la saliva, i capelli, le unghie o il

sudore senza che si verifichi una violazione della privacy, inoltre, questi test sono meno soggetti all'adulterazione.

- Dopo la raccolta si rende necessario l'osservazione delle misure appropriate in modo da non vanificare il processo di analisi

5.2.1 Le principali sostanze d'abuso

Le amfetamine: l'assunzione di queste sostanze avviene per via orale o endovenosa, alcuni di questi composti trovano una loro utilità nel trattamento dell'obesità, della narcolessia e nella sindrome dell'attenzione. La tossicità inizia a rilevarsi con dei dosaggi di poco superiori a quelli terapeutici.

Sono in grado di stimolare il sistema nervoso simpatico e centrale, le manifestazioni acute comprendono anche dei diffusi tremori e un aumento significativo della sudorazione. La morte in alcuni soggetti può manifestarsi in concomitanza delle aritmie. La verifica di queste sostanze avviene analizzando le urine o i succhi gastrici.

I barbiturici: queste sostanze hanno una funzione sedativa, sia a livello di anestesia che come trattamento per l'epilessia. La loro azione si estende sul cervello e un uso prolungato può generare degli episodi depressivi. La tossicità dipende dalla tipologia e dalla quantità somministrata. L'uso prolungato può determinare una lieve tossicità che si manifesta con una diffusa letargia, atassia e difficoltà nel linguaggio. Questi composti sono rilevabili sia nel siero che nelle urine.

Le benzodiazepine: queste sostanze hanno una natura sedativa, antiepilettica e ansiolitica. L'utilizzo prolungato può accentuare alcuni fenomeni depressivi. Il sovradosaggio non comporta la morte ad eccezione dell'assunzione in concomitanza con delle sostanze alcoliche.

I cannabinoidi: sono classificati come derivati della cannabis, includono l'hashish e la marjuana. Quest'ultima viene prodotta con le foglie o i fiori della cannabis, il consumo avviene attraverso il fumo. La resina della cannabis forma l'hashish, va segnalato che il principale ingrediente psicogeno è il delta. 9 tetraidrocannabinolo, chiamato anche con la sigla THC.

Il THC viene utilizzato nei trattamenti chemioterapici e per la cura del glaucoma. La sua azione può essere stimolante nelle dosi corrette ma altamente sedativa o allucinogena se si esagera. La tossicità nei confronti di questa droga dipende dall'uso e dalla tolleranza sviluppata.

Il consumo di THC vien confermato anche da un'analisi delle urine con una finestra di esposizione molto ampia che può arrivare a qualche mese. L'utilizzo della cannabis a livello medico o goliardico è permesso in molti stati, la legalizzazione di questa sostanza ha anche reso necessario una più precisa determinazione di questa sostanza soprattutto da un punto di vista legale nel caso si verifichino incidenti o episodi più gravi. Questa rilevazione nel caso d'incidente viene eseguita direttamente sul posto dalle forze dell'ordine.

La cocaina: questa sostanza è particolarmente stimolante, può essere sniffata, iniettata o fumata. L'effetto di questo composto è del tutto simile a quello delle anfetamine, anche se in molti casi si assiste ad una diminuzione dell'attività contrattile del cuore. La dose massima varia anche in base alla tolleranza di ogni persona soprattutto se viene presa con altre sostanze. Se ad un primo impatto genera euforia è necessario segnalare che poco dopo il suo effetto si trasforma in ansia e preoccupazione eccessiva. Il decesso che può avvenire in seguito all'assunzione è determinato dall'arresto cardiaco, ipertermia o emorragia intracranica. La diagnosi avviene attraverso la rilevazione del principale metabolita: la benzoilecgonina nelle urine o nel plasma.

Gli oppiacei e gli oppioidi: queste sostanze sono considerate dei sedativi o dei narcotici. Molte prescrizioni relative alla terapia del dolore e non comprendono diversi oppiacei, ad esempio l'Imodium che viene utilizzato per il controllo della diarrea contiene degli oppiacei, questa tipologia di farmaco come i suoi similari può essere ottenuto senza la ricetta medica perché non dà seguito a nessuna forma di dipendenza. Tutt'altra cosa per quanto riguarda la morfina dove vi è uno stretto controllo medico. La tossicità di queste sostanze dipende molto anche dall'impiego.

L'ossicodone viene sintetizzato dalla tebaina (un elemento dell'oppio), troviamo questa sostanza in diverse formulazioni farmaceutiche, dagli analgesici fino all'associazione con altri farmaci. Il consumo di farmaci contro il dolore è notevolmente aumentato in questi ultimi anni.

La Fenciclidina: questa sostanza è classificata come anestetico, anche se negli anni Sessanta il suo uso come droga a basso costo era particolarmente diffuso. Veniva aspirata, fumata o assunta per endovena. L'uso comporta un abbassamento della soglia del dolore, allucinazioni ed eccitazione. La morte può sopraggiungere a causa di un'intossicazione elevata o in concomitanza ad altre sostanze. Viene rilevata nelle urine perché nel siero non si riesce ad ottenere una correlazione attendibile con l'effetto tossico.

Gli alcoli: il consumo eccessivo di alcool produce un elevata confusione mentale, la sostanza che prende il nome di etanolo non si trova solo nei preparati alcolici ma anche in alcuni farmaci che lo contengono. L'intossicazione di etanolo porta a conseguenze letali, infatti, è una tra le prime cause di incidente stradale.

L'uso perpetrato nel tempo causa dei danni importanti al fegato e al pancreas. I livelli alti conseguenti all'assunzione si osservano dopo quaranta minuti a stomaco vuoto, se si assume del cibo la verifica di questo livello si protrae nel tempo. La presenza dell'etanolo può essere verificata anche con l'analisi del respiro o con il metodo gas cromatografico, quest'ultimo metodo è in grado di individuare anche il metanolo e l'isopropanolo. Gli ultimi due composti che ho citato sono tossici a causa dei metaboliti che li compongono.

5.3 Contaminanti ambientali

Nell'ambiente vi sono un gran numero di sostanze patogene con cui possiamo venire in contatto durante lo svolgersi delle attività quotidiane. Ad esempio, in un ambiente lavorativo si può entrare in contatto con i metalli pesanti, composti chimici o tossine di vario genere. Un'industria poco attenta può arrivare ad inquinare il terreno, l'acqua e l'aria, propagando i suoi danni non solo nel breve termine ma anche in quello lungo, colpendo le generazioni successive. Nei bambini l'esposizione a queste sostanze nocive può comportare la presenza di danni a livello cerebrale importanti.

<u>*Le principali sostanze*</u>

5.3.1 Monossido di carbonio

Questa sostanza è responsabile di molti decessi in ogni parte del mondo, soprattutto nelle aree più industrializzate. Gli organi maggiormente coinvolti da questa esposizione sono: il cuore, i polmoni, l'udito, la vista e la conduzione periferica nervosa.

Questo avvelenamento può comportare il manifestarsi nel corso del tempo di patologie cardiache, danni neurologici e molti altri disturbi. Il CO riduce significativamente il trasporto dell'ossigeno ai vari tessuti, questo fattore nel corso del tempo provoca danni significativi. La diagnosi in questo caso dev'essere accurata in modo da prevenire l'avvelenamento e lo sviluppo di patologie più importanti.

La diagnosi avviene con un ossimetro, un apparecchio spettrofotometrico che misura l'assorbanza della luce dalla parte del sangue su varie lunghezze d'onda. Le persone solitamente vengono esaminate per delle correlazioni con il CO, come ad esempio, delle manifestazioni anemiche, disturbi legati al fumo in grado di segnalare questo valore.

Tossicità del monossido di carbonio

% riguardante la carbossiemoglobina	Riscontri negli adulti a livello clinico
0.1-0.9	Valori nella norma per adulti non fumatori
1.5-10	Presente nei fumatori adulti
10-30	Mal di testa che tende ad aumentare associato alla fatica
40-50	Tachicardia e mal di testa
60-70	Convulsioni e coma il più delle volte fatali
80	Morte

5.3.2 Piombo

L'avvelenamento da parte di questa sostanza avviene principalmente durante l'infanzia. La fonte di questa ingerenza era causata dall'ambiente in cui questi bambini giocavano o trascorrevano la maggior parte del tempo.

Nel caso in cui avvenga un'intossicazione è importante individuare la fonte, in modo da ridurre al minimo le esposizioni future. L'esposizione a questo metallo può comportare crisi epilettiche, ritardo mentale e disfunzioni del comportamento. Il piombo generalmente tende ad accumularsi nelle ossa, nel tessuto degli organi e provoca nei soggetti predisposti l'anemia. Nei bambini comporta dei disturbi dell'apprendimento, un ritardo nello sviluppo, convulsioni, mancanza di ferro, vomito e malattie a carico dei reni.

La diagnosi viene fatta analizzando il sangue, se nei bambini viene rilevata per più volte un'esposizione, lo stesso esame viene eseguito sui genitori per individuare possibili cause ambientali. Quando si rileva l'anemia è importante escludere fin da subito quella da ferro perché i risultati sono ingannevoli, pertanto si rendono necessarie ulteriori diagnosi.

CAPITOLO 6
Il sistema respiratorio

Il sistema respiratorio si serve del nutrimento dell'ossigeno che prende dall'ambiente eliminando il diossido di carbonio dal corpo, attraverso la respirazione, che avviene mediante due fasi: l'inspirazione e l'espirazione. La contrazione dei muscoli coinvolti in questo processo è volontaria ed è determinata da impulsi nervosi.

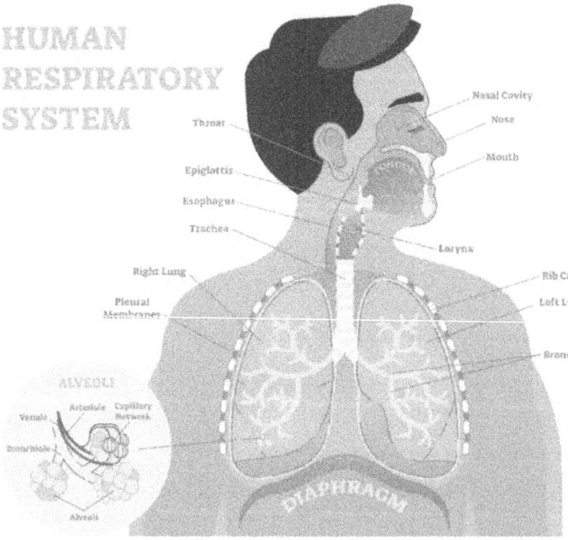

Il sistema respiratorio è diviso in due parti impiegate nello scambio dei gas. Nella prima vi è la conduzione dell'aria e nella seconda i gas entrano in contatto con il sangue. Il naso è il primo punto di passaggio dell'aria, funge anche da barriera in modo da ostacolare il passaggio alle particelle estranee. Il naso assolve le funzioni di: filtro, riscaldamento e umidificazione.

Le mucose situate nei cornetti nasali sono quelle preposte all'attivazione delle tre fasi, la prima è facilitata dalla stessa anatomia del naso che fa deviare il flusso d'aria, in questo modo le piccole particelle di polvere vengono catturate dai cornetti nasali che le eliminano. La fase successiva avviene dentro la mucosa nasale con il rilascio del calore. Nell'ultima c'è l'umidificazione ad opera della mucosa che tramite un muco rende umida l'aria.

Quando l'aria raggiunge la faringe è ricca di vapore per avvicinarsi sempre più alla temperatura corporea. Il naso in questo processo svolge una funzione di protezione prevenendo numerosi processi a carico dei polmoni.

Lo scambio di gas si verifica all'interno dei polmoni negli alveoli. Il polmone sinistro a causa della posizione del cuore e leggermente più piccolo rispetto a quello destro. Ad ogni respiro i polmoni si contraggono ritmicamente, questo movimento è facilitato anche dalla membrana esterna la pleura.

Tendenzialmente entrambi i polmoni hanno all'incirca 300 milioni di alveoli che gli donano l'aspetto di una spugna. Il sangue che raggiunge gli alveoli è povero di ossigeno e ricco di diossido, perché proviene dal ventricolo destro del cuore che l'ha fatto circolare per tutto il corpo. Lo scambio di gas avviene per diffusione, se questo risulta insufficiente può manifestarsi una patologia respiratoria.

I gas assieme alle misurazioni elettrolitiche vengono utilizzati per definire molte malattie polmonari. In alcuni test può essere necessaria l'analisi del liquido nello spazio pleurico. Le patologie polmonari si diversificano da quelle per infezione o tumorali, pertanto sono classificabili in tre gruppi. Nel primo gruppo vi sono le patologie riferite alle vie aeree bronchiali. Nel secondo gruppo vi sono quelle che colpiscono i vasi sanguigni. Nel terzo gruppo vi sono quelle che colpiscono il tessuto. Quando una porzione di tessuto risulta danneggiata il polmone non riesce ad espandersi normalmente, questo provoca un ispessimento della parete con la conseguente compromissione dello scambio dei gas.

6.1 Gas e pH del sangue

Le patologie più diffuse sono correlate a delle anomalie di pO2, pCO2 e pH a livello del sangue arterioso. Non sono dei test con una finalità diagnostica ma piuttosto valutativa nei riguardi della gravità della malattia.

I test per il controllo dei gas a livello ematico comprendono:

- pO_2 (pressione parziale di ossigeno)
- pCO_2 (pressione parziale di anidride carbonica)
- pH

Le anomalie predominanti sono:

- un livello basso di pO_2
- un livello alto di pCO_2
- valori bassi del pH con possibili cause respiratorie o metaboliche
- alti valori del pH con possibili cause respiratorie o metaboliche

I risultati dei gas e del pH sono rilevanti nei riguardi delle alterazioni acido-base, mentre gli elettroliti permettono una successiva identificazione del problema. Gli emogas hanno ampliato la possibilità di allargare lo spettro relativo ad alcuni test, in modo da rilevare malattie respiratorie e metaboliche.

Anche l'analisi dello spazio pleurico è importante in quanto si vanno a rilevare tramite i test numerose alterazioni. Il liquido viene prelevato tramite la toracentesi. Si procede poi ad una prima valutazione in base al colore, all'odore e a varie caratteristiche fisiche, in seguito viene classificato come essudato e trasudato. In questo modo si indaga sulle possibili cause dell'accumulo di liquido.

- Essudato: è un filtrato del plasma fuori dal vaso, può derivare da danni capillari o di natura ostruttiva.
- Trasudato: è un ultrafiltrato del plasma con una concentrazione proteica molto bassa con valori LDH inferiori al liquido essudato.

Vi sono poi altre analisi su questo liquido volte a fornire una spiegazione maggiore sull'origine dell'accumulo stesso. Tra queste ci sono: la colorazione di Gram, l'analisi del pH, del glucosio, i trigliceridi e i marcatori tumorali.

Ad esempio, l'analisi BAL è utile associata ad altri test per comprendere meglio la natura infettiva di alcune patologie, ai polmoni viene fatto un lavaggio respiratorio inalando un apposito liquido vaporizzato, successivamente con un broncoscopio viene raccolto il restante liquido da analizzare. Ad esempio, una BAL con del sangue può significare un'emorragia alveolare, questa tipologia di analisi può essere fatta in associazione con dei bio-marcatori a livello di cellule o solubili.

Alcune tra le più diffuse malattie polmonari possono essere identificate dai test di laboratorio e non attraverso l'analisi dei gas, i BAL o la differenziazione tra essudato e trasudato. Per i pazienti che presentano una malattia polmonare di natura genetica o autoimmune, i test di laboratorio possono essere affiancati a quelli della funzionalità polmonare (come, ad esempio, la spirometria). Da notare anche il ruolo degli studi radiologici, della medicina nucleare, della PET e degli scan in concomitanza con le altre analisi a carico dei polmoni.

6.2 Le malattie a carico del polmone

6.2.1 Asma

Questa patologia si compone di un'infiammazione cronica che porta ad un restringimento a carico delle vie aeree. È una malattia cronica comune e reversibile. Nei casi in cui si manifesta nella sua forma più acuta può portare chi ne soffre alla morte. Ad oggi non è ancora ben definita la causa che dà origine all'infiammazione, però vi è un generale accordo sui diversi fattori che contribuiscono al suo manifestarsi, come, ad esempio, gli allergeni ambicntali o chimici, senza escludere cause derivanti da stress, sbalzi di temperatura o farmaci.

Diagnosticare l'asma non è del tutto semplice perché i principali sintomi sono similari a quelli di altre patologie a carico del polmone. I test più rilevanti per la diagnosi sono quelli volti ad escludere la fibrosi cistica e le infezioni. La diagnostica inizia con una primaria ispezione toracica attraverso la spirometria o la radiografia.

Se nel sangue aumentano i livelli di IgE significa che nell'organismo si è attivata una risposta allergica. Si prosegue poi con dei test più specifici in modo da poter localizzare meglio l'allergene coinvolto.

Se la manifestazione asmatica assume una natura acuta è necessario includere una valutazione dell'ossigenazione attraverso l'emogasanalisi, una degli elettroliti, del pH e del gap-anionico in modo da capire lo stato acido-base, a seguire la funzionalità polmonare e l'ipossia dei tessuti.

6.2.2 Malattia polmonare cronica ostruttiva

Questa malattia ha un'origine infiammatoria di natura cronica e porta all'ostruzione delle vie aeree. I pazienti che ne soffrono sviluppano un enfisema o una bronchite cronica. Il fattore di rischio più rilevante che porta allo sviluppo di questa patologia è senza dubbio il fumo di sigaretta seguito dal crescente inquinamento.

I principali sintomi di questa malattia sono la tosse cronica, l'affanno, l'insufficienza e l'ostruzione delle vie respiratorie che vengono rilevati dall'esame della spirometria. Una prima diagnosi avviene attraverso la valutazione dei sintomi, i pazienti generalmente sono seguiti con l'emogasanalisi del sangue arterioso in modo da verificarne l'ossigenazione, monitorando anche i progressi di terapie in corso.

La misurazione del livello di gravità della malattia viene effettuato con un esame emocromocitometrico completo, in questo modo si misurano meglio le infiammazioni e si valutano tutti gli altri parametri per avere una corretta valutazione.

6.2.3 Sindrome da distress respiratorio acuta

Questa sindrome porta all'insorgenza rapida di un'insufficienza respiratoria, a causa di un trauma, un'infezione o un'infiammazione. La diagnosi necessita di una valutazione attenta della storia clinica del paziente, in modo da capire per quanto possa essere possibile qual è stato l'elemento scatenante.

Oltre a questa prima analisi devono essere effettuate delle radiografie toraciche o la TAC. Possibili ischemie cardiovascolari possono essere escluse da una valutazione attraverso l'elettrocardiogramma o un'analisi dei biomarcatori cardiaci. Tendenzialmente questa patologia viene curata con l'ossigeno, soluzioni per via endovenosa e antibiotici.

6.2.4 Sindrome da distress respiratorio neonatale

In ambito neonatale questa patologia è associata ad uno sviluppo incompleto dei polmoni. Il sistema polmonare si sviluppa per ultimo, questo talvolta può determinare la mortalità del neonato nei parti prematuri.

Quando un parto non può essere rimandato al giusto termine e vi è la necessità di intervenire, si osservano i sintomi di questa sindrome a poche ore dal parto a causa dell'assenza del tensioattivo polmonare. Questo tensioattivo previene il collasso del polmone durante l'espirazione.

Gli alveoli in un polmone che presenta questa sindrome si presentano come perfusi e non ventilati. Quando vi è il sospetto di un parto prematuro è possibile intervenire somministrando corticosteroidi entro sette giorni o almeno entro 48 ore dal parto.

I bambini con questa sindrome possono ricevere cure a base di tensioattivi a livello intratracheale. È importante sottolineare che l'evoluzione delle tecniche ecografiche hanno ridotto i test di maturità polmonare.

6.2.5 Sepsi

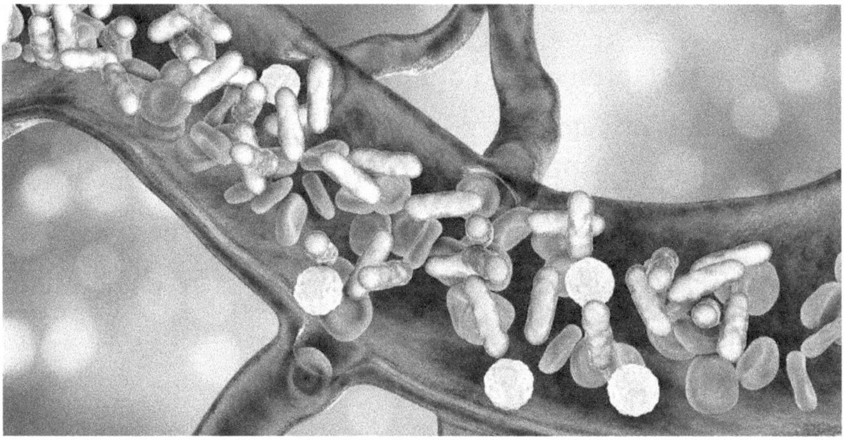

Questa patologia rappresenta una risposta da parte dell'organismo ad un processo di infezione. La polmonite rappresenta una delle cause più comuni di sepsi. La sepsi inizia con la risposta nei confronti di un agente infettivo soprattutto quando questa non è più localizzata.

Durante l'infiammazione le citochine agiscono per indurre la febbre, attivando le funzioni delle cellule endoteliali e quelle della coagulazione. Se non si cura ne consegue un danno a livello dei tessuti e cellulare. In stadi successivi più importanti si arriva a raggiungere la disfunzione dell'organo e la morte.

La mortalità è ridotta grazie all'identificazione precoce e alle cure con farmaci antimicrobici. Anche la definizione di questa malattia si è evoluta nel tempo, fino alla metà del secolo scorso veniva interpretata come una sindrome da risposta infiammatoria sistemica, successiva ad un'infezione documentata.

Oggi si preferisce definirla come una disfunzione a livello dell'organo dove non vi è una risposta adeguata verso l'infezione. La diagnosi per questa patologia dev'essere necessariamente rapida. Purtroppo, oggi non c'è un biomarcatore abbastanza forte da differenziare chi è affetto da sepsi e chi da una semplice infiammazione non di natura infettiva.

Il lattato viene prodotto dalla glicolisi anaerobica, solitamente tende ad aumentare quando l'ossigeno nel sangue e nei tessuti tende ad esaurirsi. Per questa ragione le linee guida mediche consigliano una misurazione del lattato entro sei ore dalla manifestazione dell'evento.

Un lattato particolarmente elevato segnala una sepsi in corso, shock settico o rischio abbastanza elevato di perdere la vita; pertanto, va fatta una rianimazione con liquidi. Il lattato viene misurato attraverso i saggi LHD. Vi sono anche i biomarcatori PCT e CPR, questi possono presentare dei valori alti nei pazienti settici.

6.2.6 Cancro al polmone

Il tumore al polmone rappresenta ancora oggi una delle principali cause di mortalità legate a quest'organo. Il più importante fattore di rischio per il cancro è senz'altro il fumo di sigaretta, a seguire vi sono l'inquinamento ambientale e particolari fattori genetici.

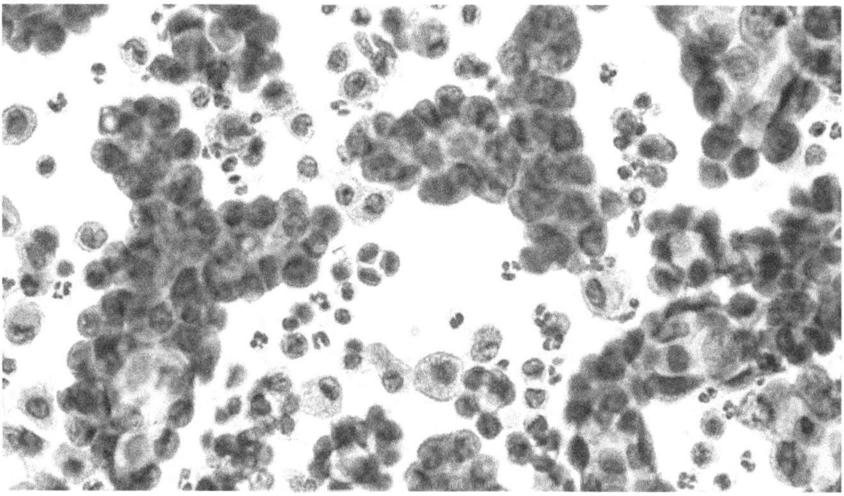

I tipi di cancro che il polmone può contrarre sono due: il carcinoma polmonare a piccole cellule (SCLC) e il carcinoma polmonare non a piccole cellule (NSCLC). Tra i vari NSCLC quello più diffuso è l'adenocarcinoma, molti tumori presentano per la maggior parte del tempo un decorso asintomatico per poi iniziare a manifestare, tosse, respiro affaticato e sangue.

L'iter diagnostico e di cura inizia da una radiografia al torace per poi approfondire con un'analisi del tessuto tumorale. La chemioterapia è fortemente raccomandata nei pazienti che presentano la SCLC, a seconda dello stadio tumorale possono venire effettuate delle terapie più specifiche in base allo stadio della malattia.

Le linee guida principali raccomandano un'analisi iniziale con screening per i riarrangiamenti sui geni ALK, EGFR e ROS1 in modo da determinare dei trattamenti specifici. Prima della terapia è necessario individuare il livello di metastasi, la risposta terapeutica può essere monitorata attraverso radiografie e il controllo della funzionalità epatica.

CAPITOLO 7
Le patologie autoimmuni

Le prime nozioni su queste patologie sono comparse all'inizio del secolo scorso, ad oggi se ne conoscono molte ma ne restano ancora un buon numero con la classificazione di malattia rara. Il sistema immunitario rappresenta la linea difensiva dell'organismo per far fronte alle minacce esterne e interne. Quando nasciamo disponiamo di un sistema immunitario immaturo che tende ad acquisire informazioni durante la crescita, una classificazione che lo conduce ad accettare quello che non costituisce un pericolo e ad attaccare quello che invece lo rappresenta.

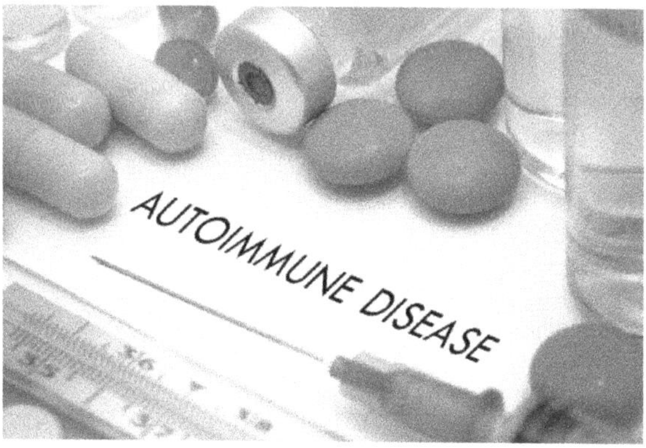

Vi sono dei casi in cui il sistema immunitario non funziona correttamente e non riconoscendo come "self" i propri organi/componenti inizia ad attaccarli, producendo specifici anticorpi volti ad attaccare il proprio sistema. Questo comportamento scatena la malattia autoimmune. Tra le principali cause delle malattie autoimmuni si rileva una correlazione tra:

- Malattie autoimmuni già presenti
- Correlazione a livello genetico
- Fattori presenti nell'ambiente in grado di scatenare una risposta da parte dell'organismo
- Uno stile di vita poco adeguato può in misura variabile contribuire all'insorgere della malattia
- Molte malattie autoimmuni presentano un elevata incidenza nella popolazione femminile rispetto a quella maschile, specialmente se si considera l'età fertile.

I sintomi non sono sempre ben definiti e soprattutto all'inizio possono destare una confusione interpretativa facendo pensare ad altre patologie di natura non autoimmune. I sintomi più frequenti considerando lo spettro delle malattie autoimmuni sono:

- Senso di affaticamento e stanchezza
- Febbre
- Sensazione di malessere

- Infiammazione
- Dolori articolari
- Macchie o tumefazioni cutanee

Il decorso della malattia prevede dei periodi di remissione alternati ad una forte riacutizzazione con la comparsa di nuovi sintomi, questo effetto altalena tende a compromettere la qualità della vita di chi ne soffre.

La diagnosi non è sempre facile a causa dei sintomi manifestati che il più delle volte hanno una natura intermittente o poco specifica. Le patologie più rare tendono ad essere individuate dopo un certo iter diagnostico con il coinvolgimento di più medici. Per arrivare ad una diagnosi certa è necessario avere un anamnesi dettagliata, in modo da comprendere anche la storia clinica dei parenti più stretti. A seguire la visita medica in modo da rilevare alcune specificità caratteristiche delle patologie più comuni.

La conferma viene data dagli esami di laboratorio, in primo luogo dev'essere fatta una ricerca degli anticorpi organo-specifici, degli anticorpi antinucleo definiti anche ANA e quelli anti-ENA utili per riconoscere quelle più specifiche.

La VES consente di monitorare la velocità di eritrosedimentazione, quando è in corso un processo infiammatorio i suoi valori tendono ad essere alti. Un esame emocrocitometrico fornisce preziose informazioni in merito al numero dei globuli rossi presenti nel sangue rispetto anche a quelli bianchi. Un altro indice infiammatorio da considerare è dato dalla proteina C reattiva, se i suoi valori sono elevati significa che vi è un'infiammazione in corso.

Per queste patologie non vi è una cura risolutiva, le cure a disposizione riescono a produrre un buon controllo sui sintomi, l'obbiettivo della medicina e delle ricerche in atto è quello di riuscire a far regredire il più possibile queste malattie in modo da permettere una qualità della vita migliore ai pazienti. Se la malattia coinvolge solo un organo risulta molto più semplice da curare rispetto ad una diffusione generalizzata come avviene in quelle sistemiche.

I principali farmaci impiegati sono gli immunosoppressori in quanto sono in grado di inibire l'azione aggressiva del sistema immunitario. Se da un lato permettono di fermare il danno dall'altro lato non consento un adeguata protezione dell'organismo che risulta esposto alle minacce esterne, con un conseguente rischio piuttosto marcato di contrarre nuove infezioni. Gli altri farmaci utilizzati sono:

- I FANS per le infiammazioni delle articolazioni
- I cortisonici per la loro azione immunosoppressiva
- Gli antidolorifici se alla patologia vi sono associate delle manifestazioni dolorose

- Gli anticorpi monoclonali prodotti in laboratorio e dotati di un elevata specificità
- Gli immunomodulanti utilizzati per un riequilibrio del sistema immunitario

Oltre ai farmaci si rivela alquanto utile anche un supporto fisioterapico soprattutto per le patologie che coinvolgono le articolazioni. Le complicanze più importanti che possono riguardare queste patologie comprendono la compromissione degli organi o dei tessuti a diversi livelli, provocando anche una conseguente alterazione funzionale.

L'aspetto cronico della malattia può comportare anche la nascita di alcuni disagi psicologici da tenere in osservazione, la prognosi è da considerarsi a lungo termine e può variare da individuo a individuo.

7.1 Patologie del sistema connettivo

7.1.1 Lupus eritematoso sistemico (LES)

Il LES è una malattia autoimmune, dove gli anticorpi sono direzionati verso diversi antigeni nucleari e citoplasmatici. La caratteristica distintiva di questa patologia è la generazione di anticorpi anti-DNA a doppia elica.

Gli anticorpi che si legano a questi antigeni provocano dei fenomeni infiammatori in più organi, quelli maggiormente coinvolti sono: la cute, le articolazioni, i reni, il cuore, i polmoni. Questa malattia colpisce in misura maggiore le donne rispetto agli uomini soprattutto in età fertile, inoltre, a livello di popolazione risulta essere più comune tra gli afroamericani rispetto ai caucasici, con delle manifestazioni più importanti nei primi rispetto ai secondi. La diagnosi di LES può essere espressa al verificarsi di almeno quattro tra le condizioni riportate qui sotto:

- Eritema fisso a livello degli zigomi
- Rash variabili a seconda dell'esposizione alla luce solare
- Comparsa dell'artrite a livello articolare con il coinvolgimento di almeno due articolazioni
- Comparsa di ulcere all'interno della cavità orale
- Livelli di proteinuria persistenti
- Episodi di convulsione
- Coinvolgimento ematologico
- Rilevamento di anticorpi anti- DNA
- Rilevamento di anticorpi antinucleo

Test di base

Tipologia del test	Significato
Emocromo con formula e VES	La riduzione sia di un valore singolo che a livello complessivo degli eritrociti, dei leucociti o delle piastrine, indica la presenza di una citopenia autoimmune. La VES se presenta valori elevati permette di comprendere la risposta alla terapia
Analisi delle urine e della creatinina	La proteinuria delle 24 ore è utile per controllare la funzionalità renale, inoltre l'analisi delle urine serve per valutare la presenza di cellule nel sedimento.
Funzionalità epatica e profilo lipidico	Serve per escludere una possibile epatite autoimmune e anche in prevenzione di eventuali complicazioni cardiovascolari

Anticorpi antinucleo	Un elevata percentuale di pazienti affetta da LES ha una positività ANA del 98%
Valutazione del complemento	Il C3, il C4 e il fattore B sono utili per l'attivazione del complemento. Il CH50 identifica i deficit congeniti in particolar modo nelle forme familiari della malattia. Quando il complemento si attesta su valori bassi significa che la malattia è attiva.
VDRL/RPR	Nel LES comunemente si manifesta una bassa positività per il VDRL; infatti, una positività a questo valore in associazione a test negativi TPHA rappresenta un criterio storico per la determinazione della malattia

7.1.2 Sindrome di Sjögren

La sindrome di Sjögren è una malattia autoimmune infiammatoria del tessuto connettivo che comporta secchezza della bocca e degli occhi, ad ogni modo può interessare diverse ghiandole esocrine. Colpisce maggiormente le donne rispetto agli uomini, è una patologia che viene definita primaria quando si manifesta da sola senza alcuna associazione.

Viene classificata come secondaria quando il paziente sviluppa la sindrome in associazione con alte patologie immunitarie. I pazienti affetti dalla sindrome primaria presentano una positività degli ANA, anticorpi anti SS-A e SS-B e del fattore reumatoide.

I test diagnostici per la rilevazione della malattia sono quelli volti a rilevare la sindrome sicca, attraverso il test di Schirmer si va a misurare il flusso lacrimale in un periodo temporale di cinque minuti. Non sempre questo test risulta affidabile a causa delle prime fasi della patologia in cui vi è un aumento della lacrimazione, principale causa dei falsi positivi.

Il test più specifico è quello con la lampada a fessura della cornea e della congiuntiva, i test per la misurazione salivare non detengono una specificità alta; pertanto, la biopsia delle ghiandole salivari inferiori del labbro possono fornire un'ulteriore conferma.

Test effettuati in laboratorio per la sindrome di Sjögren

Test	Risultato
Test per la xeroftalmia	
Test di Schirmer	Zona umida con carta bibula
Test al rosa bengala	Identificazione di alcune aree devitalizzate a livello della cornea
Test per la xerostomia	
Scintigrafia delle ghiandole salivari	Questo esame risulta positivo solo per il 30 % dei pazienti
Biopsia delle ghiandole salivari minori	I linfocitari vicino a queste ghiandole vengono opportunamente identificati
Risonanza magnetica	Questo esame fornisce un responso migliore rispetto all'ecografia o alla TACT
Test di routine	
VES e proteina C reattiva	Questi sono dei marcatori per le infiammazioni croniche acute

Emocromo completo	L'analisi di alcuni valori può rilevare una azione immunologica distruttiva, la linfocitosi elevata sottintende una proliferazione clonale
Test dell'urina	Un elevata proteinuria suggerisce un evidente coinvolgimento renale
Test per l'autoimmunità	
Anticorpi ANA	Questa tipologia è presente nella maggioranza dei pazienti
Anticorpi SS-A e SS-B	In questo caso il test ELISA risulta positivo nella maggioranza dei casi
Fattore reumatoide	Nella maggior parte dei casi questo fattore risulta positivo
Anticorpi anti ds DNA	Risultano presenti anche nella forma primitiva
Crioglobuline	Queste associate a C3 eC4 ridotti, si evidenziano nei pazienti con una patologia di livello multisistemica

La secchezza oculare porta alla sensazione di avere la sabbia dentro gli occhi. Nei casi più importanti la cornea può subire un forte danneggiamento, con il peggioramento della capacità visiva. L'insufficiente secrezione salivare può compromettere la masticazione e la deglutizione, anche il gusto e l'olfatto vengono compromessi e tendono a ridursi. La secchezza si può sviluppare in tutto il corpo anche nei genitali.

In questa sindrome non sono del tutto rare le artralgie che coinvolgono circa la metà dei pazienti. Può manifestarsi anche l'artrite anche se non comporta una particolare specificità erosiva. Questa malattia può comportare in alcuni casi il decesso a causa di un'infezione polmonare o insufficienza renale, il quadro clinico può peggiorare in concomitanza con altre malattie sistemiche.

Viene trattata con dei farmaci topici in modo da intervenire sulla secchezza oculare/orale. Altre manifestazioni o somatologie vengono trattate in base alla gravità o alla complessità del quadro clinico del paziente. L'assunzione di alcuni farmaci potrebbe peggiorare la sensazione di secchezza pertanto è bene valutare tutti i medicinali assunti.

7.1.3 Sclerosi sistemica/ Sclerodermia

La sclerosi si evidenzia per l'eccessivo deposito di collagene in diversi apparati. È caratterizzata da tre aspetti: un tessuto abbastanza fibroso, una vasculopatia anche a livello dei piccoli vasi, e una risposta autoimmune abbastanza specifica.

Non è possibile definire per questa patologia né l'evento determinante né una predisposizione a livello genetico. La pelle è l'organo che viene coinvolto maggiormente, anche se si è potuto osservare che anche il tratto gastroenterico può essere coinvolto, insieme ai polmoni, ai muscoli e ai reni. Anche in questo caso il genere più colpito è quello femminile. Le varietà cliniche osservate sono ben quattro:

- Sclerodermia cutanea estesa con il coinvolgimento anche degli organi interni
- Sclerodermia limitata alle dita e al viso.
- Sclerodermia localizzata a carico degli avambracci e delle dita
- Sindrome "overlap" dove molti sintomi coincidono con quelli dell'artrite reumatoide

I soggetti affetti da questa malattia presentano una discreta positività ai test ANA. La diagnosi viene formulata con i dati ANA in associazione con altre variabili.

7.2 Patologie infiammatorie del sistema muscolare

Le patologie del sistema muscolare coinvolgono una parte importante del corpo, basti pensare che i muscoli permettono al corpo di muoversi, le patologie che derivano direttamente dal muscolo sono definite primarie.

Quelle che non possono essere ricondotte in prima analisi al muscolo sono definite secondarie, in quanto dipendono da un'altra condizione. Entrambe le tipologie coinvolgono i muscoli e in alcuni casi anche i nervi, possono portare ad un atrofia muscolare e alla paralisi, con la perdita parziale o totale della funzione muscolare. Si tende a pensare solo ai muscoli principali del corpo, in realtà ve ne sono più di 600 associati alle diverse tipologie muscolari: scheletrica, liscia e cardiaca.

I **muscoli scheletrici** sono collegati alle ossa, ad ogni contrazione muscolare si muove anche l'osso per mezzo dei tendini. Il **muscolo liscio** è responsabile delle azioni involontarie, questa tipologia di muscolatura è presente nello stomaco, nei vasi sanguigni e nell'intestino. Il muscolo cardiaco riveste le pareti del cuore ed è impiegato nell'attività contrattile in modo da permettere al cuore di svolgere le sue funzioni di pompa. Questo muscolo è l'unico presente nel corpo che possiede una contrazione continua. Ogni muscolo possiede una specifica funzionalità che ci permette di camminare, digerire il cibo e nutrire il corpo attraverso il sangue.

Le principali **malattie primarie** inerenti al sistema muscolare sono; la distrofia, la miastenia, la cardiomiopatia, la sclerosi laterale amiotrofica, la poliomiosite e la dermatomiosite.

La polimiosite è una patologia che causa una forte infiammazione sia a livello muscolare che dei tessuti e vasi sanguigni che ne risultano coinvolti. Si caratterizza per una forte debolezza muscolare al punto da provocare frequenti cadute nei pazienti, tosse e difficoltà a deglutire. Ancora oggi non si è scoperta la causa di questa malattia. Sono colpite maggiormente le donne rispetto agli uomini.

La dermatomiosite è una patologia rara di livello infiammatorio che colpisce il sistema muscolare. Non ha una prevalenza di genere anche se i dati propendono per una maggioranza femminile. I sintomi comprendono una diffusa debolezza muscolare con la presenza di dolore e delle eruzioni cutanee.

La distrofia muscolare è una patologia ereditaria, può manifestarsi a partire dall'infanzia oppure in età adulta. I sintomi generalmente variano in base ai muscoli coinvolti e alla gravità della patologia che può presentare un decorso lento oppure veloce. Le forme di questa patologia tendono a peggiorare nel corso del tempo fino alla completa perdita della capacità di camminare per i soggetti coinvolti. Non esiste ancora una cura però i sintomi sono trattati con una buona efficacia.

La miastenia grave è una patologia che causa una diffusa debolezza a carico dei muscoli scheletrici volontari, a causa di una comunicazione errata tra muscoli e sistema nervoso. Essendoci meno contrazioni i muscoli ne risentono manifestando per l'appunto la debolezza. Ad oggi non esiste una cura definitiva ma solo dei trattamenti in grado di alleviare i sintomi. Anche la forma della malattia varia da individuo a individuo c'è chi ha un decorso della malattia veloce e intenso e chi no.

La sclerosi laterale amiotrofica comunemente conosciuta come SLA, si classifica come una malattia rara in grado di colpire le cellule nervose del cervello e del midollo spinale. I muscoli coinvolti sono quelli volontari, le persone maggiormente colpite hanno un'età tra i 40 e i 65 anni. Non esiste una cura ma solo dei trattamenti in grado di rallentare i sintomi, anche se l'aspettativa di vita e solo di pochi anni dopo la diagnosi. Oltre ad un trattamento farmacologico questa patologia nel suo stadio più avanzato può richiedere un supporto respiratorio e nutrizionale.

La rabdomiolisi è una patologia muscolare che può comportare la rottura del muscolo scheletrico, la mioglobina viene rilasciata nel sangue causando dei danni al sistema renale. Le principali cause della patologia includono possibili traumi, infiammazioni, infezioni, disturbi genetici o di natura metabolica. Il trattamento nei confronti di questa patologia dipende in gran parte dai sintomi che vengono manifestati e dalla loro gravità.

La cardiomiopatia riguarda il muscolo cardiaco, si attesta come una patologia di natura progressiva che porta il cuore ad ingrandirsi in modo da rendere più complicata la principale funzione cardiaca di pompa. Il sangue non viene pompato in maniera efficiente, questo comporta un'insufficienza cardiaca con il rischio di accumulo nei polmoni o in altre zone del corpo. Questa malattia oltre al muscolo cardiaco può arrivare a coinvolgere anche le valvole.

Le malattie muscolari secondarie si manifestano a causa di un'altra condizione, possono comparire in concomitanza con altre patologie. Questa situazione può coinvolgere un singolo muscolo o più. La gravità dipende da molti fattori derivanti in special modo dalla patologia primaria o scatenante, lo stesso discorso vale anche per i sintomi.

La sarcopenia è una patologia muscolare abbastanza comune nelle persone anziane, provoca una perdita della massa muscolare e della relativa forza. I fattori che conducono al rischio di sviluppare questa malattia sono i più disparati, si va dall'alimentazione, alle malattie croniche o ai problemi di natura ormonale. La debolezza a carico dei muscoli può manifestarsi lentamente nel corso del tempo oppure abbastanza velocemente, questo varia in base al decorso della malattia. Viene diagnosticata attraverso una valutazione fisica, la propria storia medica, un'analisi del sangue per rilevare processi infiammatori in corso, in alcuni casi può servire una biopsia muscolare.

7.2.1 I principali sintomi delle patologie muscolari

Il primo sintomo è sicuramente una diffusa debolezza muscolare, quando il muscolo non ha la forza necessaria non riesce a svolgere bene le sue funzioni e possono manifestarsi crampi, spasmi e contrazioni. Si possono manifestare anche i seguenti sintomi:

- Atrofia
- Perdita dell'equilibrio
- Formicolio o intorpidimento
- Sensazione dolorosa
- Problemi con la deglutizione
- Problemi alla vista
- Mancanza di respiro

Le principali cause alla base di queste malattie sono senza dubbio di natura genetica, questo sott'intende che la patologia manifestata può essere di natura ereditaria o dipendente da una mutazione genetica. Molte malattie che coinvolgono i muscoli sono autoimmuni, pertanto il sistema immunitario non funzionando nella maniera corretta inizia ad attaccare i tessuti muscolari sani. Vi sono anche dei casi in cui non è possibile identificare una causa precisa al manifestarsi della malattia.

È possibile che: un'eccessiva lesione a carico dei muscoli, alcune tipologie di tumore, infezioni, farmaci e malattie del sistema nervoso possano contribuire allo sviluppo di queste patologie. A prescindere dalla causa rimane il fatto che queste malattie sono incurabili, il trattamento terapeutico può coadiuvare nella gestione dei sintomi o del dolore, in modo da migliorare la qualità della vita del paziente.

Per effettuare la diagnosi lo strumento più utilizzato è l'elettromiografia, questo apparecchio è in grado di rilevare anomalie neuromuscolari grazie alla misurazione dell'attività elettrica dei muscoli. Un esame utile per la diagnostica di patologie muscolari, nervose e degenerative. Questo esame prevede l'inserimento di un ago che viene comunemente chiamato elettrodo, nel tessuto muscolare. Quando l'ago è in posizione al paziente viene chiesto di contrarre e rilasciare il muscolo, l'attività elettrica rilevata permette di capire la natura della malattia. Oltre a questo test può essere necessario un esame in grado di rilevare la forza muscolare, in modo da verificare un eventuale debolezza per procedere con esami più specifici.

Altri test degni di nota sono:

- Analisi del sangue per rilevare anticorpi o enzimi specifici di queste patologie
- Biopsia muscolare
- Risonanza magnetica

Il trattamento per queste patologie conduce ad una migliore gestione dei sintomi, in modo da migliorare per quanto possibile la qualità della vita dei pazienti. I farmaci più comunemente utilizzati sono gli immunosoppressori, in modo da agire direttamente sull'attività del sistema immunitario. Per ridurre gli spasmi muscolari o i crampi sono utili in terapia i corticosteroidi.

7.3 Patologie del sistema immunitario

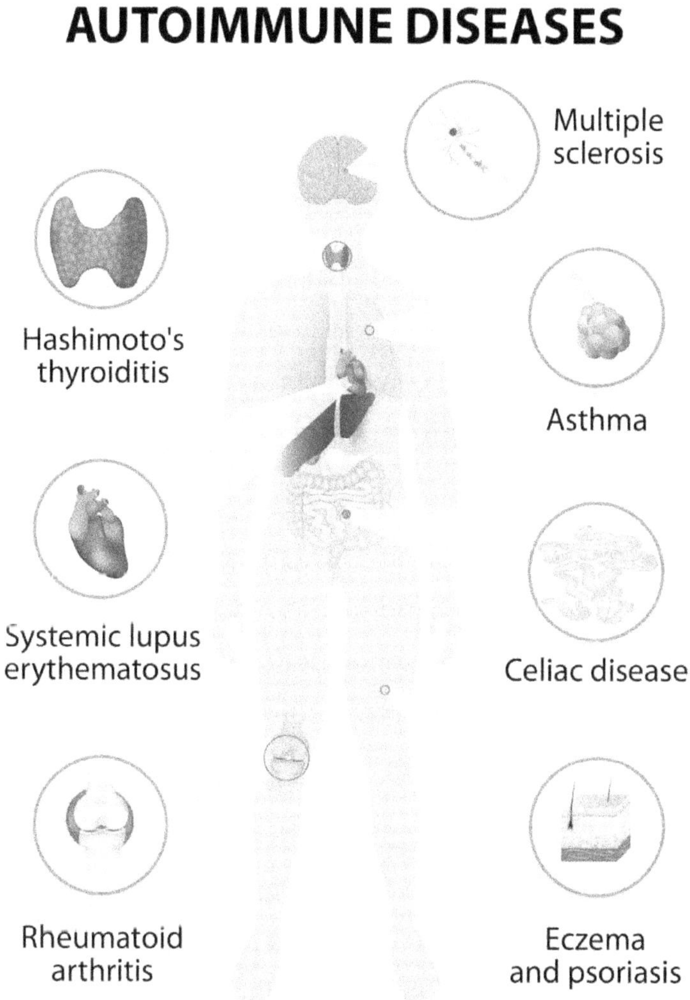

7.3.1 Agammaglobulinemia X-linked (XLA)

La XLA è conosciuta anche come agammaglobulinemia di Bruton, è una malattia che colpisce prevalentemente gli uomini e si caratterizza per l'assenza quasi totale dei linfociti B. la carenza di linfociti B comporta un'ipogammaglobulinemia diffusa.

I pazienti che presentano questa patologia nei primi mesi di vita sviluppano un alto grado di assenza di sintomi, per poi manifestare infezioni con una certa ricorrenza dal quarto mese in avanti quando gli anticorpi materni cessano la loro funzione.

L'assenza di anticorpi opsonizzanti porta alla frequente insorgenza di infezioni batteriche dovute a batteri piogeni. Le infezioni più ricorrenti sono quelle delle vie respiratorie, che predispongono un terreno fertile alle otiti, bronchiti e polmoniti.

Non sono rare alcune infezioni delle vie urinarie e della cute. La causa di questa patologia è condotta a delle mutazioni che provocano la perdita di funzionalità della proteina btk, importante per lo sviluppo dei linfociti B. Il decorso clinico risulta migliorato grazie alla disponibilità di terapie a base di gammaglobuline per via endovenosa e sottocutanea.

Effettuare una diagnosi precoce è essenziale per il decorso di questa patologia, soprattutto dal punto di vista delle complicazioni. La diagnosi può essere effettuata alla nascita grazie alla citofluorimetria dei linfociti B direttamente nel sangue del cordone utilizzando gli anticorpi monoclonali anti CD19 e anti CD20.

Nei primi sei mesi di vita per formulare una diagnosi corretta è necessario avere il conteggio dei linfociti B con la citofluorimetria. Il gene btk permette l'analisi molecolare mutazionale.

Test di laboratorio per la XLA

Test	Risultato nella patologia XLA	Risultato nei portatori
IgG sieriche	<200mg/dl nei pazienti con più di sei mesi	Normale
IgM e IgA sieriche	Minime nei pazienti con più di sei mesi	Normale
Marcatori dei linfociti B	Bassi alla nascita e anche dopo i sei mesi	Normale

Mutazioni del gene btk	In grado di fornire una diagnosi più certa	Test per identificare i portatori
Risposta ai vaccini	Assente o molto ridotta	Normale

7.3.2 Immunodeficienza comune variabile (CVID)

Questa patologia colpisce sia gli uomini che le donne, e tende a manifestare i primi sintomi già in età adulta. A differenza della patologia incontrata precedentemente qui i pazienti hanno i linfociti B e anche le tonsille. Il principale problema di questa patologia è inerente alla disfunzione dei linfociti B in quanto ne ostacola la differenziazione in plasmacellule in grado di secernere anticorpi.

A livello clinico sono frequenti le infezioni del tratto respiratorio, anche a carico di enterovirus e giardia. Non sono da escludersi patologie emolitiche di natura autoimmune, neutropenia e anemia perniciosa.

Con il passare del tempo possono svilupparsi dei linfomi a cellule B, studi funzionali eseguiti su questi soggetti hanno rilevato una produzione di IgM, IgG e IgA, con livelli normali o vicino a questo limite, non particolarmente in grado per la produzione degli anticorpi contro antigeni polisaccaridici e proteici.

Gli organi come il fegato e la milza necessitano di terapie specifiche immunosoppressive, in modo da ridurre la risposta del linfocita. La citofluorimetria a flusso non serve solo per la diagnosi ma anche per settare le cellule inerenti alla sindrome. Il decorso terapeutico dei pazienti è nettamente migliorato grazie alla terapia con immunoglobuline sia per via endovenosa che sottocutanea. I principali test di laboratorio che vengono effettuati per questa patologia sono:

- L'elettroforesi delle proteine sieriche
- Livelli sierici di IgM, IgG e IgA
- IgM-CD27 + cellule B
- Risposta ad antigeni proteici
- Risposta ad antigeni polisaccaridici
- Cellule CD19 e CD20

7.3.3 Sindrome da iper-IgM (HIGM)

Questa sindrome si caratterizza per la diminuzione piuttosto marcata delle IgG e delle IgA, con dei valori normali o leggermente aumentati di IgM ed un numero normale di linfociti B. l'aumento delle IgM rappresenta l'espansione policlonale in risposta ai batteri o alle infezioni.

Esistono due forme una legata al cromosoma X e l'altra con una forma autosomica recessiva. Altre possibili cause comportano mutazione con perdita degli enzimi coinvolti anche in contesto di riparazione del DNA.

La diagnosi viene eseguita con la misurazione della concentrazione dei seguenti valori: IgM, IgG e IgA, considerando anche il conteggio delle cellule CD19 e CD20 mediante la citofluometria, va sottolineato che un titolo normale quando è accompagnato da un elevato IgM, con IgA e IgG e linfociti B nella norma richiede una successiva diagnosi attraverso studi più approfonditi a livello molecolare.

7.3.4 Deficit selettivo di IgA

Questo deficit rappresenta la più comune forma di immunodeficienza primaria, il quadro clinico tende a variare in ogni soggetto, si avvicina a malattie autoimmuni, allergie e infezioni ricorrenti. Il difetto principale è dovuto ad un arresto del passaggio dei linfociti B dall'isotipo IgG a quello IgA.

In chi ne è affetto è possibile osservare una minoranza dei linfociti B che esprimono IgA. Fino a manifestare a livello di anticorpi una reazione a qualsiasi emoderivato contenente IgA. A questi pazienti è necessario somministrare in caso di necessità dei derivati plasmatici non contenenti IgA.

Chi presenta una carenza di IgA e IgG, non può ricevere una terapia gammaglobulina sostitutiva perché questi preparati non sostituiscono IgA e qualsiasi traccia rilevabile può dare luogo a delle reazioni importanti. La diagnosi viene effettuata rilevando i livelli di IgA, IgG e IgM.

7.3.5 Sindrome di DiGeorge

Questa sindrome è generata da una delezione del cromosoma 22q11.2, questa particolarità porta ad un mancato sviluppo della terza e quarta tasca faringea con anomalie nello sviluppo delle paratiroidi e del timo. La disfunzione timica conduce ad anomalie a livello dei linfociti T e in seguito anche di quelli B.

Le anomalie a livello delle paratiroidi comportano ipocalcemia e tetania. Il mancato sviluppo completo di questa tasca può comportare anche delle anomalie cardiache, la bocca a carpa, e la palatoschisi. I problemi comprendono anche una misura ridotta dei linfociti T con un conseguente aumento delle infezioni virali per i pazienti con la sindrome di DiGeorge completa. Per i pazienti che presentano la sindrome con un'espressione parziale sono più frequenti le alterazioni del cuore e facciali.

Per quanto riguarda la diagnosi i bambini che presentano una tetania o una facies anormale devono subire eventuali approfondimenti in modo da comprovare o escludere la suddetta sindrome. La delezione del cromosoma può essere verificata con FISH. A livello neonatale le anomalie dei linfociti T vengono valutate rapidamente attraverso i test TREC su cellule provenienti dal cordone ombelicale. Un mancato segnale TREC evidenzia un difetto presente nella maturazione dei linfociti T o altre variabili sempre a loro carico. Questo esame viene seguito dalla citofluorimetria a flusso per ottenere una maggiore specificità. Un approccio del tutto similare viene effettuato per la diagnosi e la successiva efficacia terapeutica nel trapianto di cellule staminali o del midollo.

7.3.6 Sindrome da immunodeficienza severa combinata (SCID)

Questa sindrome si differenzia per rilevanti difetti sia a livello di immunità cellulare sia di quella umorale. I neonati che vengono colpiti manifestano infezioni gravi, con un'origine virale, fungina o batterica.

Gli anticorpi materni non garantiscono un efficace protezione e di conseguenza il neonato non cresce. In alcuni casi può manifestarsi un'insufficienza respiratoria che può condurre alla morte dei piccoli.

Il trapianto di midollo ha in un certo senso mutato il decorso della patologia, il periodo dopo il trapianto prevede un'accurata osservazione del paziente perché il recupero dei linfociti B non riesce ad avvenire in maniera completa. Si rende necessaria l'infusione delle immunoglobuline per via endovenosa dopo il trapianto in modo da aumentare gli anticorpi. In relazione al conteggio dei linfociti T, B e delle cellule NK, questa sindrome può subire una classificazione in base al difetto rilevato nello sviluppo dei linfociti T e B.

7.3.7 Deficit di proteine del complemento

Il sistema attuato da queste proteine è in grado di proteggere il corpo dagli agenti patogeni in modo da ostacolare l'insorgenza di malattie autoimmuni. I difetti di questo sistema in un certo senso favoriscono l'insorgenza delle infezioni e delle malattie autoimmuni, come ad esempio, il lupus eritematoso sistemico.

Il deficit di C3 porta ad un aumento delle infezioni di piogeni capsulati. I deficit C5, C6, C7 e C8, portano ad un aumento delle infezioni da neisserie. I deficit di C1q, C2 e C4 predispongono al Lupus.

Oggi la diagnosi avviene con dei saggi enzimatici, in questo modo è possibile rilevare i neo-antigeni esposti durante l'attivazione delle componenti finali del completamento. Il test sull'emolisi è quello AH50. In alcuni deficit ereditari del sistema del complemento, è opportuno effettuare dei test specifici a seconda del singolo complemento preso in esame. Inoltre, è opportuno dimostrare che l'aggiunta del singolo componente vada a ripristinare l'attività emolitica.

Pattern per l'attivazione del complemento

Pattern di attivazione	CH50	C4	C3	Fattore B	Dove il Pattern risulta attivato
Classico	Diminuito	Diminuito	Diminuito	Senza Alterazioni	LES, SS, AR e crioglobulinemia
Alternativo	Diminuito	Non modificato	Diminuito	Diminuito	Endotossinemia, mutazione del fattore H
Classico e Alternativo	Diminuito	Diminuito	Diminuito	Diminuito	LES, malattie da immunocomplessi
Attivazione in fase fluida	Diminuito	Diminuito	Non modificato	Senza alterazioni	Angioedema ereditario

CAPITOLO 8
Malattie infettive

Il mondo in cui viviamo è ricco di microorganismi, alcune specie fanno parte della flora microbica e generalmente non sono responsabili di una patologia. Altre dimostrano una particolare virulenza che può in taluni casi costituire un danno per l'organismo, infine, vi è un gruppo che pur essendo piccolo può comportare un'alta virulenza, ogni qual volta entra in contatto con il corpo umano.

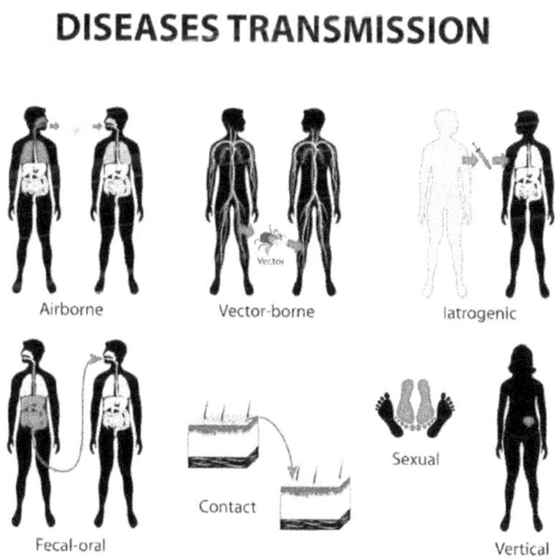

In questo capitolo vedremo nel dettaglio i patogeni più comuni e le patologie più frequenti. Gli agenti infettivi si distinguono in:

- Virus
- Batteri
- Protozoi
- Elminti

La conoscenza microbica è in continua evoluzione come gli studi che vengono fatti su questi agenti. I patogeni potenziali sono davvero tanti, pertanto non è una scelta opportuna da nessun punto di vista impiegare del tempo per escluderne la maggior parte nel corpo del paziente quando vi è il sospetto di un'infezione.

A livello clinico è fondamentale conoscere i possibili agenti eziologici cercando di rilevarli nei test diagnostici di routine, in modo da decidere le indagini specifiche da effettuare in una fase successiva. L'identificazione dell'agente è particolarmente rilevante per impostare una terapia corretta, anche in un'ottica di controllo dell'infezione per una maggiore tutela della salute di tutti.

La sintomatologia è importante perché rappresenta un punto di partenza per comprendere meglio la patologia in corso. La tosse, ad esempio, può indicare un'infezione al tratto respiratorio e può figurare una base su cui poi decidere come muoversi in sede di terapia.

Non è detto che una specie microbica sia orientata solo verso un determinato quadro perché vi possono essere più possibilità diagnostiche. Il quadro clinico dev'essere sempre un chiaro punto di riferimento in modo da agire tempestivamente contenendo anche i costi.

8.1 Test di laboratorio per agenti infettivi

La diagnostica inerente alle malattie infettive si serve di cinque tipologie di indagini:

- Esame microscopico diretto
- Indagini colturali
- Ricerca di possibili antigeni
- Ricerca di acidi nucleici
- Indagini sierologiche

8.1.1 Colorazioni dirette

Questo esame prevede lo striscio sul vetrino del campione, impiegando una tecnica di colorazione per evidenziare l'agente eziologico. Ad esempio, il metodo di Gramm rileva la maggior parte delle specie patogene batteriche.

La colorazione fornisce delle informazioni in merito sul carattere positivo/negativo, sull'aspetto morfologico, e sulla disposizione circolare. È una tipologia di colorazione utilizzata con diversi campioni, tranne le feci, le urine e il sangue.

Le colorazioni utilizzate più di frequente per la rilevazione di microorganismi sono:

- Il metodo Gram
- Ematossilina eosina
- La colorazione per batteri acido resistenti
- La colorazione argento-metenamina di Gomori

8.1.2 Coltura

Le tecniche colturali sono molto utilizzate grazie anche alla loro sensibilità particolarmente alta. La coltura permette di evidenziare con tempistiche abbastanza brevi, una serie ampia di microorganismi che possono essere valutati in risposta alla sensibilità per gli antimicrobici.

A livello di coltura vengono impiegati diversi tipologie di terreni, i quali consento lo sviluppo dei batteri patogeni. Va detto che le colture di routine riescono ad evidenziare batteri di scarse esigenze nutrizionali. Per virus, parassiti, micobatteri e miceti è necessario formulare una precisa richiesta in sede d'analisi.

I microrganismi a crescita lenta difficili da rilevare con i metodi tradizionali vengono individuati con l'amplificazione e il sequenziamento degli acidi nucleici di geni conservati, come l'RNA ribosomiale o l'RNA polimerasi. L'identificazione delle muffe è basata sulla morfologia coloniale mentre i fermenti sono identificati con i test utilizzati per i batteri.

8.1.3 Test di suscettibilità

Dopo che il microrganismo è stato rilevato si passa ad una seconda fase che va a determinare il profilo di sensibilità verso gli antibiotici. Questi test comprendono la misurazione della concentrazione inibitoria minima, quell'aspetto che inibisce la crescita di un microrganismo.

Vengono poi interpretate queste analisi come sensibili, intermedie o resistenti, a seconda dei livelli raggiunti da ciascun antibiotico. L'antibiogramma è divenuto più strutturato a causa di patogeni sempre più resistenti. I metodi molecolari vengono utilizzati per individuare specifici geni resistenti.

8.1.4 Ricerca di antigeni

Questi test non richiedono lo sviluppo di microrganismi, pertanto permettono di ottenere una rapida evidenza degli organismi responsabili dell'infezione. I saggi immunoenzimatici in grado di rilevare gli antigeni solubili variano in diversi fattori come la rapidità, la complessità, la sensibilità, la specificità.

Tendenzialmente c'è sempre un compromesso tra la semplicità e la sensibilità, ad esempio i saggi immunocromatografici si sviluppano su delle ridotte fasi procedurali, e fungono da base a molti test rapidi, va segnalata una loro ridotta sensibilità rispetto ai saggi immunoenzimatici solidi che vengono effettuati su più campioni.

Rispetto alle tecniche col colturali questo test può rivelare il microrganismo che si lega all'anticorpo, per ogni microrganismo deve essere poi strutturato uno specifico test separato. La specificità di questi test è da ritenersi buona ma non assoluta. Inoltre, in riferimento alla base immunologica dispongono di un'alta sensibilità e specificità, ma va segnalato che richiedono una approfondita preparazione a livello tecnico per interpretarli correttamente.

8.1.5 Amplificazione degli acidi nucleici

Queste tecniche hanno in un certo senso rivoluzionato la diagnostica delle malattie infettive. I test NAAT possiedono un'alta sensibilità e specificità, anche se possono essere solo impiegati per il rilevamento di infezioni causate da microrganismi. Queste tecniche attualmente costituiscono un campo in continua evoluzione soprattutto in chiave di futuro.

8.1.6 Sierologia

Queste indagini riescono a carpire gli anticorpi generati dall'ospite in risposta ad un'infezione. Una delle limitazioni più importanti di questo test è inerente al fatto che nelle fasi iniziali un'infezione non produce degli anticorpi specifici.

Questa diagnosi necessita una sieroconversione e un aumento di almeno 3 volte del titolo delle IgG nei campioni successivi, oppure una positività per IgM. Questi test vengono impiegati per la diagnosi di infezioni che non possono essere captate con dei metodi diretti.

8.2 Infezioni del cuore

Queste infezioni microbiche dipendono sostanzialmente dalla tipologia dell'organismo coinvolto, dalla posizione e dal tipo di valvola. L'endocardite infettiva può manifestarsi con febbre molto alta, tremori diffusi e un malfunzionamento valvolare.

L'endocardite batterica, presenta una maggiore variabilità, la febbre non sempre è presente, vi può essere un'importante perdita di peso e un crescente malessere diffuso. La zona prediletta da questa patologia sono le valvole.

I fattori di rischio per questa patologia non sono pochi e pertanto vale la pena sottolineare: il diabete, farmaci somministrati per via endovenosa, l'abuso di alcolici, infezioni in altre parti del corpo, tumori di natura maligna e immunosoppressione. Anche i difetti anatomici possono rivelare una predisposizione verso questa patologia, come; il prolasso della valvola mitralica, stenosi aortica e malattia cardiaca congenita. La prognosi più grave è quella che riguarda i pazienti con un coinvolgimento della valvola aortica.

Il microrganismo di questa patologia viene identificato attraverso l'emocoltura multipla. La VES è utile per valutare meglio la risposta nei confronti della terapia.

8.3 Infezioni del sistema nervoso centrale

Sono davvero tanti i microrganismi che possono determinare un'infezione in diversi livelli del sistema nervoso centrale. I principali luoghi d'infezione sono le meningi e il parenchima cerebrale. Alcuni microrganismi si diffondono in modo ematogeno o per estensione verso una zona vicina. Le infezioni batteriche possono determinare la meningite acuta, quelle virali danno luogo ad encefaliti e meningiti, anche se a dire il vero in molti casi coinvolgono tutto e non solo una zona.

8.3.1 Meningite batterica acuta

Questa patologia può avere un decorso fulmineo oppure procedere con uno sviluppo graduale, i sintomi più comuni riguardano: febbre, cefalea, rigidità fino a raggiungere la letargia e il coma nei casi più importanti.

La sintomatologia tende a cambiare in base alle persone, non vi è un "protocollo" uguale per tutti, ad esempio i bambini mostrano inappetenza, accompagnata da nausea e vomito, mentre gli anziani mostrano più frequentemente dei sintomi confusionali senza che vi sia presente una linea di febbre.

I batteri responsabili si introducono nelle vie aeree per poi raggiungere il sangue e in ultimo le meningi. Questi microrganismi che causano la meningite variano in base all'età e alle condizioni cliniche del paziente. La forte campagna vaccinale riguardante i più piccoli ha quasi del tutto eliminato questa patologia per questa fascia d'età.

Per la diagnosi risulta fondamentale l'esame al microscopio e la coltura al liquor. Tendenzialmente si nota un aumento dei globuli bianchi e delle proteine con una diminuzione del glucosio. Il metodo di Gram pone in evidenza l'agente eziologico. La coltura batterica da dei buoni risultati anche nei confronti di questa patologia.

8.3.2 Meningite virale acuta

Questa patologia si manifesta con febbre e cefalea acuta che può determinare un minore stato di coscienza. Più del 70 % di queste infezioni è determinato dagli enterovirus, gli arbovirus e molti altri.

Questo tipo di meningite tende a proseguire in un percorso di autoguarigione. La diagnosi di meningite non sempre risulta chiara perché al suo manifestarsi, i primi sintomi vengono confusi con quelli di altre patologie e questo provoca un ritardo nella diagnosi.

A livello di diagnosi l'analisi del CSF porta in evidenza un aumento dei leucociti, anche le proteine si attestano su dei valori alti mentre il glucosio rimane normale. I test maggiormente impiegati sono quelli molecolari, le colture virali e quelli immunoenzimatici. Quando la diagnosi non risulta certa o abbastanza chiara si procede con la coltura degli agenti batterici e l'esame citologico.

8.3.3 Meningite cronica

Chi è affetto da questa patologia presenta i classici sintomi della meningite in una forma cronica che può perdurare fino a quattro settimane. Gli agenti responsabili sono senza alcun dubbio i miceti e i micobatteri. Le malattie immunomediate e neoplastiche possono produrre una serie di sintomi del tutto similari a quelli prodotti dalla meningite per questa ragione è importante riuscire a raggiungere una buona differenziazione iniziale. La diagnosi comporta una valutazione del CSF, le caratteristiche più comuni riguardano l'aumento delle proteine e delle cellule mononucleate mentre il glucosio rimane sui valori normali.

8.3.4 Encefalite

Questa tipologia di infezione virale riguarda la parenchima e può colpire chiunque indipendentemente dall'età, anche se una maggiore incidenza si rileva in età infantile, negli anziani o nei soggetti con una situazione immunitaria abbastanza compromessa.

Alcuni virus presentano un certo andamento stagionale nei riguardi dell'infezione. La maggior parte di questi agenti entra in contatto con il sistema nervoso centrale per via ematogena. Nella forma leggera si presenta con febbre in quelle più gravi può manifestarsi con attacchi convulsivi e la morte.

L'encefalite da HSV può causare un danno neurologico grave e permanente, la terapia è efficace a patto di riconoscerla in tempo. Anche alcuni virus trasmessi dalla puntura delle zanzare possono causare l'encefalite.

La diagnosi di questa patologia comprende l'esame CSF, le analisi rilevano un aumento delle proteine e nessun cambiamento nei livelli del glucosio. Ci possono comunque essere delle variazioni in base al virus originario.

8.3.5 Ascesso cerebrale

L'ascesso si presenta come una lesione focale, i sintomi più diffusi riguardano la cefalea, e in alcuni casi può presentarsi la febbre. I microrganismi responsabili sono quelli collegati agli streptococchi viridanti e i batteri anaerobi Gram negativi.

Rispetto alle altre infezioni riguardanti il sistema nervoso, in questo specifico caso l'esame CSF non è utile ai fini diagnostici, pertanto le prime analisi comprendono la TAC e la RMN. Per identificare meglio l'agente si può procedere con una biopsia stereotattica dell'ascesso in modo da poter definire una terapia specifica. I test sierologici sono utili a determinare le diagnosi per le infezioni da Toxoplasma.

8.4 Infezioni dell'osso e delle articolazioni

L'osteomielite è un'infezione a carico dell'osso, dove vi è una progressiva distruzione a livello infiammatorio del tessuto. Viene classificata per la natura dell'infezione, la localizzazione, la durata e la tipologia di paziente.

Questa patologia è più diffusa nei bambini, dove la sintomatologia comprende febbre, leucocitosi e dolore localizzato, gli adulti presentano un decorso della malattia maggiormente acuto, con un aumento esponenziale del dolore e l'assenza di febbre.

Solitamente viene causata da un solo organismo. L's. aureus è predominante nella metà dei casi, poi vi sono gli streptococchi, salmonella e candida. L'osteomielite si può presentare a causa di un intervento di ricostruzione dell'osso, soprattutto se si è verificata un'infezione. L'infezione a livello della pelle può arrivare facilmente ad infettare l'osso.

Le tecniche impiegate per la diagnosi sono quelle per immagini, in quanto permettono di osservare il danno e la sua estensione. Una diagnosi più specifica necessita di coltura o biopsia del tessuto infetto.

In altri casi i microrganismi possono essere identificati dalla coltura del liquido sinoviale, dalla biopsia delle lesioni o dal sangue. Va segnalato che la coltura microbiologica del sangue non fornisce indicazioni sul microrganismo presente nell'osso, ma può indicare i principali organismi responsabili, questo discorso vale anche per l'analisi dei tessuti.

Per quanto riguarda le articolazioni vi è da segnalare che il dolore/gonfiore può essere provocato dagli agenti infettivi, cristalli di urato monosodico o composti altra natura. Ad esempio, la diagnosi di artrite infettiva deve pervenire nel giro di pochi giorni a causa dei microorganismi che riescono a consumare la cartilagine in poco tempo.

Questi microrganismi possono infettare le articolazioni per via ematogena, per inoculazione diretta, o da un'infezione vicina. L'artrite settica presenta un elevata infiammazione che talvolta può assomigliare ad altri processi infettivi; pertanto, l'infiammazione necessita di essere considerata "settica" fino a quando non si prova con opportuni esami il contrario.

A livello di diagnosi in laboratorio si individua l'infezione attraverso il fluido sinoviale con la colorazione di Gram e la coltura per l'individuazione dei microrganismi. Nel paziente è possibile che coesistano sia la forma di artrite infettiva che quella derivante dai cristalli.

8.5 Infezioni della pelle

Sono molti i microrganismi che possono portare ad un'infezione della pelle, si possono sviluppare; delle infezioni aggressive particolarmente rapide, gli ascessi che richiedono un'incisione in maniera da favorire lo spurgo, infezioni causate da funghi e rash di natura virale. In questo paragrafo vedremo le principali infezioni in associazione alla specifica diagnosi.

8.5.1 Le infezioni batteriche acute

Le infezioni, le ferite e la cellulite sono da considerarsi come delle infezioni acute della cute. I microrganismi maggiormente responsabili sono: streptococchi del gruppo A e B, altre tipologie di streptococchi, batteri Gram-negativi e stafilococchi.

Il diabete e la malattia vascolare possono presentare un terreno fertile per le infezioni polimicrobiche da cocchi spazio Gram positivi e batteri Gram negativi. Le ferite da morso vengono infettate dai microrganismi appena citati anche se in alcuni casi vi si possono associare altre specie particolari.

8.5.2 Malattia di Lime

L'agente principale della patologia di lyme e la borrelia burgdorferi, viene trasmessa comunemente dalla puntura di una zecca. Nel nostro paese questa patologia viene riconosciuta in molti soggetti con dei sintomi similari all'influenza. L'infezione si manifesta con un esantema cutaneo conosciuto con il nome di eritema cronico migrante, è fondamentale trattare il paziente subito alla comparsa dei primi sintomi in modo da prevenire potenziali complicazioni a livello neurologico cardiaco e muscoloscheletrico.

La principale diagnosi si basa sulla valutazione generale del quadro clinico supportato da test sierologici positivi, nei soggetti che presentano un eritema migrante la diagnosi si rivela abbastanza semplice, è da segnalare chi vi può essere una difficoltà nella diagnosi quando la sintomatologia risulta vaga.

La diagnostica sierologica di questa malattia si compone di due step, il primo riguarda un test immunoenzimatico, il secondo prevede dei test sierologici, che tuttavia possono presentare alcune problematiche:

- questi test sierologici non sono da ritenersi specifici per la patologia di lyme

- va segnalato che i campioni di siero prelevati soprattutto nelle prime fasi della malattia possono non contenere gli anticorpi specifici
- la risposta immunitaria può presentarsi con una forte variabilità, il trattamento antibiotico può ridurne l'intensità

Ultimamente lo sviluppo di test sierologici basati sul peptide C6 sono in grado di sostituire alcune parti dell'algoritmo standard. I test per l'evidenziazione del DNA di burgdorferi si basano sulla tecnologia PCR e possono rivelarsi utili per le diagnostiche sul liquido articolare o CSF. In ogni caso dovrebbero essere impiegati dei test con alta validazione soprattutto se vengono effettuati in una popolazione con bassa incidenza, in questo caso il valore predittivo positivo può rivelarsi molto basso.

8.5.3 Infezioni Micotiche

Le infezioni micotiche che interessano la cute si distinguono in: superficiali, cutanee e sottocutanee. Quelle generate da miceti del tipo Malassezia dispongono di un raggio d'azione sulla cute superficiale dove causano chiazze o pigmentazione alterata.

L'infezione nota come Tinea e causata da dermatofiti e miceti che si diffondono in tessuti cheratinizzati della pelle, dei capelli e del pelo degli animali. I dermatofiti vengono catalogati in tre generi: Epidermophyton, Microsporum e Trichophyton.

Le infezioni generate da loro assumono il nome della sede anatomica che viene anticipata dal termine “tinea”. La diagnosi di un'infezione a livello del derma viene effettuata sull'esame microscopico del materiale prelevato o tramite la coltura dello stesso in terreni selettivi.

L'identificazione della specie dei microrganismi in coltura viene effettuata attraverso lo studio morfologico, microscopico delle suddette colonie.

La sporotrichosi e un'infezione abbastanza cronica si manifesta le lesioni a livello dei tessuti cutanei e sottocutanei fino al coinvolgimento di quelli linfatici adiacenti. È causata da un micete dimorfo che penetra nella pelle a seguito di un evento traumatico, questa patologia si presenta solitamente con un quadro linfocutaneo che coinvolge il sistema linfatico sia della mano che del braccio, in alcuni casi si sono evidenziate delle infezioni polmonari. La diagnosi si basa sulla coltura del campione attraverso l'isolamento del batterio principale.

Il micetoma è una patologia infettiva che coinvolge i tessuti cutanei e sottocutanei si caratterizza da tumefazioni con una discreta tendenza alla formazione del pus nella zona interessata. Questi miceti riescono a penetrare nella cute in seguito ad un evento traumatico, se non viene adeguatamente trattata e riconosciuta questa infezione nel corso degli anni può evolversi in una patologia molto simile ad un tumore. Risulta importante riuscire a identificare l'agente infettivo perché la terapia in uso per la micosi è molto differente da quella utilizzata per i batteri.

La cromomicosi si manifesta come un'infezione sottocutanea dovuta ad un microrganismo tellurico, è molto comune in ambienti tropicali. Le lesioni principali si presentano come delle papule rosa che tendono a formare un nodulo superficiale. La diagnosi solitamente viene confermata dall'esame microscopico del materiale che viene prelevato direttamente dalla lesione, se non viene fatta un'adeguata terapia queste papule tendono a riversarsi in un'ulcerazione.

8.5.4 Infezioni virali con manifestazioni cutanee prevalenti

Molte di queste infezioni tendono a comparire in età pediatrica, con una forma e tipologie di varietà differenti.

Infezione causata dal virus Varicella- Zoster

L'infezione da parte di questo virus causa la varicella, la quale si manifesta attraverso un'eruzione vescicolare sul torace, sul volto e sul cuoio capelluto. Generalmente i sintomi iniziano a retrocedere nel giro di una settimana, va segnalato che in alcuni pazienti dopo qualche giorno l'infezione ha coinvolto i polmoni degenerando in una polmonite.

Dopo un'infezione primaria, il virus entra in una frase definita di latenza nei gangli sensitivi. Nei casi in cui si verifichi una riattivazione si può produrre una forma di herpes zoster, caratterizzato da una eruzione vescicolare. L'efficacia dei vaccini specifici contro questa tipologia di virus è riuscita ad attenuarli comportando una significativa diminuzione della varicella.

La diagnosi avviene su base clinica attraverso immunofluorescenza diretta o dei test basati sul PCR, è possibile individuare il virus anche nel materiale prelevato dalle varie lesioni cutanee.

Morbillo e rosolia

Sia la patologia del morbillo che è quella della rosolia tendono ad essere confuse vista la loro somiglianza clinica. Il morbillo si classifica come una malattia che colpisce maggiormente i bambini ed è particolarmente contagiosa, i sintomi prevalenti sono costituiti da febbre ed eruzioni cutanee. Il virus entra in contatto con il corpo attraverso le vie aeree, successivamente dopo circa 14 giorni inizia a manifestarsi un'eruzione, in seguito a questa manifestazione è possibile individuare gli anticorpi specifici. Resta da segnalare che la principale causa di morte nei pazienti affetti dal morbillo rimane la polmonite batterica di livello secondario.

la rosolia colpisce sia i bambini che i ragazzi, si caratterizza per eruzioni cutanee ed un particolare ingrossamento dei linfonodi. Può essere pericolosa se viene contratta nei primi mesi della gravidanza, perché può portare a delle malformazioni congenite del feto. Come avviene per il morbillo anche qui la via d'ingresso principale del virus e il tratto respiratorio. I vaccini sia per il morbillo che per la rosolia hanno fortunatamente provocato un abbassamento significativo di queste infezioni nella popolazione.

La principale diagnosi che viene effettuata nel laboratorio sia per la patologia del morbillo che della rosolia serve a limitare la trasmissibilità, si basa sull'evidenziazione direttamente nel siero IgM specifiche o sull'isolamento del virus che viene prelevato dalle urine o da altri campioni.

Gli anticorpi specifici antirosolia sono rilevabili dalla comparsa del rash cutaneo entro 24/48 ore. Quando avviene un'infezione primaria si ha la produzione nell'organismo di anticorpi specifici che portano ad un'immunità permanente, è bene accettarsi per le donne incinte che questi anticorpi siano presenti in modo da non essere esposte al virus della rosolia che, come abbiamo visto, può comportare delle complicazioni importanti al feto.

8.6 Infezioni del polmone

Sono diverse le tipologie di microrganismi in grado di generare una polmonite o un altro tipo di infezione con il coinvolgimento del polmone. La polmonite è generalmente causata da alcuni agenti batterici come; la legionella, l'influenza H, la polmonite da Micoplasma, queste a differenza dei virus influenzali coinvolgono oltre alle vie aeree anche delle specifiche ed importanti infezioni a livello polmonare.

Oltre alla polmonite contratta in comunità ve n'è un'altra tipologia presente negli ospedali o nelle terapie in cui è richiesta una ventilazione, questa presenta una maggiore resistenza nei confronti dei farmaci.

Le infezioni che coinvolgono il polmone e la pleura possono distinguersi in patologie batteriche, da parassiti, da funghi o virali. Nell'identificazione delle varie patologie in via generale si possono presentare due problemi, il primo riguarda la difficoltà nell'ottenere dei campioni che non risultino contaminati dalla flora presente nel cavo orale, e il secondo è inerente al fatto che non è possibile con un singolo test indentificare tutti i patogeni responsabili di queste infezioni.

8.6.1 La tubercolosi

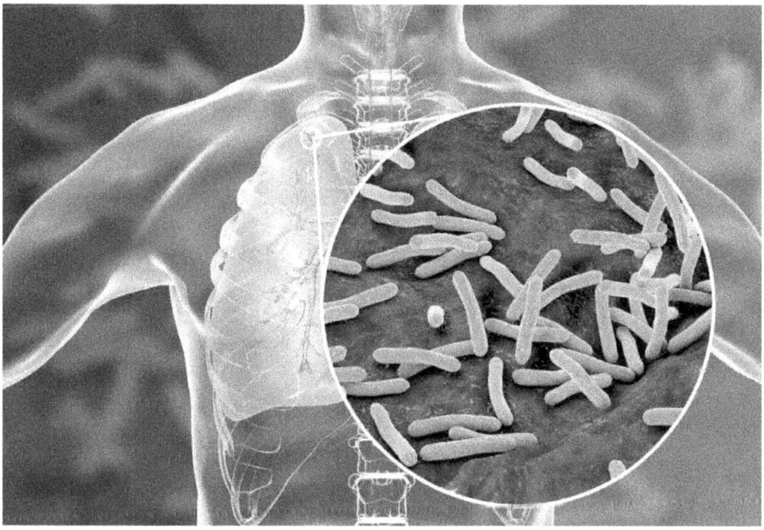

La tubercolosi ha rappresentato e tuttora rappresenta in molte zone del pianeta una patologia con un'alta causa di mortalità. Nei paesi industrializzati vi sono delle nuove sfide inerenti a questo batterio, perché nonostante i progressi della medicina, presenta un alto grado di ceppi dotati di una particolare resistenza.

Il batterio può infettare anche gli altri organi del corpo anche se tendenzialmente si concentra a livello polmonare. L'infezione primaria presenta caratteristiche asintomatiche, i microrganismi non risultano completamente eliminati e può instaurarsi una fase denominata quiescente.

Una tubercolosi attiva presenta i seguenti sintomi nel paziente; febbre, tosse, eccessiva sudorazione notturna. La tubercolosi extra polmonare coinvolge in varia misura la pleura, i linfonodi, le ossa, le meningi, il pericardio e le articolazioni.

Riuscire a identificare fin dalle prime fasi i pazienti affetti da tubercolosi attiva è molto importante, soprattutto in un'ottica di prevenzione del contagio e della terapia. Il trattamento di una tubercolosi attiva, provocata da ceppi sensibili, necessita di una terapia combinata per circa sei mesi, diversamente per le infezioni causate da batteri più complessi la terapia è complicata e la guarigione risulta alquanto difficile da conseguire.

In materia di diagnosi sono disponibili dei test in grado di rilevare l'infezione latente e quella attiva. I recenti progressi immunologici anche a livello di genomica hanno reso disponibile il test dell'interferone gamma, in questo esame il sangue o le cellule mononucleate purificate vengono incubate con dei peptidi specifici, andando poi a misurare con un saggio immunoenzimatico la produzione di interferone gamma, questo test oltre ad essere sensibile risulta essere molto più specifico rispetto ad altri comunemente utilizzati.

La diagnosi della tubercolosi secondaria attiva avviene sul riscontro del patogeno in campioni clinici. Questo risultato associato a quello delle radiografie permette di comprendere la presenza della tubercolosi. La coltura rimane pertanto l'esame clinico per eccellenza per individuare questa malattia.

8.6.2 La legionella

La legionella è sostanzialmente un bacillo Gram-negativo, con una crescita lenta e una diffusione ampia nell'ambiente. Generalmente la si può rilevare nell'acqua potabile. Trovandosi nell'acqua può diffondersi anche attraverso la diffusione dell'aria da parte dei condizionatori, impianti per la respirazione assistita, piscine e fontane. L'infezione può presentarsi ad un livello infiammatorio con la presenza di tosse, diarrea e nei casi più importanti un'alterazione dello stato di coscienza.

A livello di diagnosi la colorazione di Gram non fornisce sufficienti risposte in quanto questi microorganismi si colorano con difficoltà. Possono essere utili i test immunoenzimatici che rilevano nelle urine l'antigene del microrganismo.

La coltura tendenzialmente necessita di qualche giorno ed è rappresenta il metodo più utilizzato per l'individuazione di questa infezione, i campioni possono provenire dall'espettorato, dal broncolavaggio o dalle biopsie.

8.6.3 La nocardiosi

Deriva dagli attinomiceti Gram-positivi, questi possono trovarsi ovunque ma in special modo nella materia in decomposizione. La nocardiosi si può manifestare attraverso un'infezione polmonare acuta o cronica. Altri segni clinici degni di nota possono essere rappresentati dalla pleurite, dalla dispnea, dalla tosse produttiva e dall'anoressia.

A livello di diagnosi la presenza di questi microrganismi viene rilevata da un attento esame microscopico e dalla coltura del campione. La colorazione di Gram riesce a mettere in evidenza alcuni bacilli, questi tendono ad essere anche acido resistenti; quindi, risultano positivi alla colorazione AFB dove viene impiegata una tipologia di colorante meno aggressiva.

8.6.4 Infezioni da virus respiratori

Sono molti i virus in grado di comportare un'infezione alle vie aeree sia alte che basse. Ad esempio, il visus sinciziale (RSV) e quello dell'influenza, sono quelli che determinano l'alto numero di infezioni nei mesi più freddi.

La RSV tende a causare anche delle gravi infezioni nei soggetti più deboli come gli anziani. L'influenza si presenta con la comparsa di sintomi, quali; febbre, mialgie, cefalea.

La comune sindrome influenzale può portare a delle complicazioni se si tramuta in polmonite batterica secondaria.

Altri importanti virus respiratori sono: i coronavirus, gli adenovirus, e i metapneumovirus. Per i pazienti che presentano un'insufficienza respiratoria e cardiaca, si rivela di estrema importanza riuscire a definire la patologia influenzale in modo che la situazione non degeneri in complicanze.

A livello di diagnosi i test di amplificazione del DNA risultano essere dei metodi particolarmente sensibili per la rilevazione di queste patologie.

8.7 Infezioni gastrointestinali

Esistono molti microrganismi in grado di portare a delle gastroenteriti infettive, a livello clinico l'attenzione viene preferibilmente posta su alcune tipologie di patogeni. Gli elementi da tenere in esame sono:

- comprendere dove è avvenuta l'infezione
- la durata complessiva o approssimativa dei sintomi
- se vi è una storia clinica di immunodepressione
- se sono stati fatti dei viaggi in luoghi dove queste infezioni risultano essere maggiormente diffuse.

Fino a qualche decennio fa si procedeva all'individuazione di questi microrganismi attraverso la coltura, l'antigene o la microscopia, oggi grazie ai progressi della medicina l'approccio diagnostico sta cambiando grazie ai pannelli molecolari multiplex, i quali sono in grado di rilevare molti agenti patogeni.

8.7.1 Gastroenteriti virali

La maggior parte delle infezioni sono caratterizzate da nausea, vomito e diarrea. L'infezione da rotavirus sta diminuendo nei paesi industrializzati grazie all'introduzione del vaccino in età pediatrica. Il norovirus tendenzialmente non viene controllato ad eccezione che si verifichino delle epidemie, come ad esempio, la comparsa di più casi su una nave da crociera o in strutture dedicate all'assistenza.

Gli enterovirus sono i principali responsabili delle infezioni sistemiche, vengono contratti per via orale o fecale, la manifestazione clinica equivale a frequenti episodi di diarrea.

8.7.2 Infezioni da batteri aerobi

La manifestazione di episodi di natura diarreica, seguiti da forte dolore addominale indirizza a livello clinico verso alcuni batteri come: la Salmonella, la Shigella, E. Coli e il

Campylobacter. I viaggi e il consumo di cibo crudo possono aumentare la probabilità di contrarre un'infezione da Vibrio. Le infezioni prodotte da questi batteri si possono presentare anche in altre parti del corpo.

8.7.3 Infezioni intestinali da Elminti

Gli elminti sono dei parassiti vermiformi, di aspetto simile a quello dei vermi. Quando entrano in contatto con l'ospite tendono a vivere a sue spese ricevendo nutrimento ma causando allo stesso tempo un danno.

Diversamente da quello che avviene con altre forme di parassiti, questi tendono a vivere all'interno dell'ospite che può essere l'uomo ma anche un animale. I vermi non provocano la morte dell'organismo ospite, perché il verificarsi di questo evento porta dei danni anche al parassita. Il decesso non è da escludersi per quei casi dove l'ospite risulta particolarmente debilitato.

Vi è anche una distinzione dell'ospite in relazione al ciclo vitale del verme; pertanto, vi sono gli ospiti definitivi dove si porta a compimento anche la riproduzione, gli ospiti intermedi dove vi è alla formazione degli agenti infestanti, l'ospite di trasporto e quelli terminali dove l'infezione si conclude. Gli elminti si classificano in:

- Trematodi in grado di infettare il tratto intestinale e gli organi vicini
- Cestodi che nello stadio adulto si collocano nel tubo digerente e in quello larvale nei tessuti.
- Nematodi si collocano a livello intestinale

Gli elminti si possono trasmettere con diverse modalità, vi è la trasmissione diretta in cui l'intera esistenza del parassita a luogo nell'uomo, le uova vengono eliminate con le feci e presentano un alto grado infestante.

Per i geoelmintiasi il ciclo biologico si svolge nell'uomo, l'unica differenza è nelle uova che non dispongono della caratteristica infestante immediata. La capacità infestante viene raggiunta con il tempo quando nell'ambiente si sviluppano condizioni idonee. La mancanza dei servizi igienici o l'utilizzo dell'acqua nera per fertilizzare i terreni può incentivare la diffusione di queste patologie.

Per quanto riguarda le elmintiasi di tipo zooantroponotico il contagio si verifica assumendo involontariamente le primarie forme larvali presenti all'interno della carne cruda o in quella poco cotta. La diagnosi avviene ricercando le uova direttamente nelle feci, oppure analizzando le specificità morfologiche del parassita stesso.

8.7.4 Intossicazioni alimentari

Le intossicazioni alimentari riguardano le infezioni o meglio le irritazioni a carico del tratto intestinale, dovute al consumo di alimenti contenenti; parassiti, batteri o virus. L'intossicazione si manifesta attraverso un acuto o moderato dolore addominale, febbre accompagnata da brividi, diarrea e vomito.

Nella maggioranza di queste infezioni si assiste ad una forma acuta dei sintomi che compaiono poco dopo l'assunzione degli alimenti esposti al contagio. Quando si verifica questa intossicazione è consigliabile introdurre i liquidi persi a causa della diarrea o del vomito. A seconda dell'agente responsabile i sintomi possono manifestarsi per qualche ora o protrarsi per qualche giorno.

Le intossicazioni alimentari sono promosse da virus o batteri, ma non sono da escludersi alcune forme causate da agenti chimici o parassiti che possono disturbare il tratto gastrointestinale. Se più soggetti mangiano lo stesso cibo contaminato è probabile che tutti manifestino se pur in forma diversa gli stessi sintomi. La contaminazione degli alimenti può avvenire a causa:

- Dell'utilizzo di acqua contaminata
- La carne viene trattata in un luogo poco idoneo, non solo nelle fasi preposte alla vendita ma anche in quelle relative alla macellazione

- Gli alimenti non vengono conservati nella maniera corretta
- Dalla scarsa igiene di chi è addetto alla preparazione degli alimenti

I batteri sono responsabili quando si manifestano le condizioni necessarie delle infezioni alimentari. La contaminazione può essere già presente sul prodotto e grazie a dei comportamenti poco accurati può essere facilmente diffusa nell'ambiente.

Anche la temperatura è importante se il cibo non viene scaldato a sufficienza o raffreddato in maniera adeguata può manifestarsi una proliferazione batterica, rendendo il consumo poco sicuro per la salute.

Generalmente la cottura riesce a rendere inattivi la maggior parte dei batteri. Quelli maggiormente coinvolti nelle intossicazioni sono: la salmonella, il campylobacter, la Shigella, la listeria, il Vibrio e il botulino.

I virus sono molto più piccoli rispetto ai batteri, il contagio avviene da una persona all'altra o toccando del materiale infetto. Le contaminazioni da virus a livello alimentare avvengono per queste ragioni:

- Gli alimenti sono preparati da una persona infetta
- Gli alimenti sono raccolti dove vi è la presenza di acqua contaminata

I parassiti trascorrono la loro esistenza all'interno di un altro individuo, le infezioni parassitarie sono più frequenti nei paesi arretrati o con scarsa igiene. Anche le sostanze chimiche hanno un elevata pericolosità dal punto di vista del contagio, infatti possono contaminare gli alimenti e chi li maneggia.

Tutti in misura variabile siamo esposti al rischio di contrarre un'intossicazione alimentare. La reazione varia a seconda del soggetto, se si soffre di altre patologie questa intossicazione può comportare delle complicanze non indifferenti. I soggetti più esposti con elevato rischio sono:

- Le persone con malattie immunitarie
- Gli anziani
- Le donne in gravidanza
- I bambini

I sintomi dipendono e variano in base alla forma contratta, in via generale è possibile riscontrare:

- Episodi di nausea e vomito
- Fenomeni diarroici
- Manifestazione dolorosa a carico dell'addome
- Debolezza diffusa accompagnata a sonnolenza

8.7.5 Botulismo

Il botulismo è una malattia neuroparalitica prodotta da potenti tossine, si manifesta con una paralisi facciale a livello muscolare. È una patologia che può essere mortale, ad ogni modo, i progressi scientifici odierni accompagnati da migliori strategie di prevenzione hanno ridotto l'alta fatalità.

Le tossine botuliniche nominate dalla lettera A fino alla G, rappresentano un veleno molto potente. La sostanza presente in queste tossine è prodotta da dei microrganismi clostridi, di cui il più noto e anche più fatale è il botulino. Attualmente sono state rilevate ben cinque forme di botulismo, di cui quelle più frequenti sono quello alimentare, infantile e da trauma.

Il botulismo alimentare avviene a causa del consumo di alimenti contaminati, il consumo di una piccola quantità può generare delle manifestazioni gravi e in taluni casi anche la morte del paziente. Il botulismo infantile avviene grazie alla produzione di tossine specifiche nell'intestino dei neonati, le spore presenti nell'intestino se trovano le condizioni opportune possono dar luogo alla manifestazione della patologia. Il botulismo in seguito a trauma avviene quando le tossine riescono a svilupparsi in una ferita, per certi versi questa forma assomiglia all'infezione da tetano.

Una forma molto rara di botulismo è quella che si verifica per colonizzazione intestinale nei soggetti adulti, la dinamica è molto simile a quella del botulismo infantile. È più probabile che si manifesti nelle persone che hanno subito degli interventi intestinali. Il botulismo iatrogeno deriva dall'uso non corretto delle tossine che vengono studiate o lavorate per dei fini terapeutici o cosmetici.

I disturbi fisici che indicano la presenza del botulino possono andare da un leggero malessere fino ad una gravità crescente che in taluni casi conduce alla morte. Nel botulismo alimentare i sintomi compaiono dopo aver mangiato il cibo o nell'arco delle 72 ore successive. Se la quantità ingerita è importante i sintomi compaiono molto velocemente, nel caso contrario la loro manifestazione avverrà dopo un po' di ore e i sintomi saranno nella maggior parte lievi.

Nel botulismo infantile la manifestazione dei sintomi avviene dopo alcuni giorni perché il microrganismo necessita di tempo per il suo sviluppo. I disturbi più comuni riguardano la visione doppia/offuscata e la difficoltà ad alzare bene le palpebre, in un secondo tempo coinvolgono la deglutizione e la salivazione che risulta scarsa, fino ad arrivare alla difficoltà di esprimersi correttamente. Nei casi più gravi si giunge ad un importante insufficienza respiratoria.

La febbre non risulta essere un segno distintivo e può manifestarsi in quello da trauma/ferita. Lo stato di coma è da ritenersi apparente perché la capacità di sentire o di provare emozioni non è alterata, la mancanza della parola è solo una conseguenza della paralisi.

A livello di diagnosi la presenza del botulino viene rilevata nel siero, nelle feci o in quello che è stato consumato prima dell'esordio dell'intossicazione. Questi test sono disponibili nei laboratori di igiene.

8.8 Malattie trasmesse sessualmente

8.8.1 La sifilide

La sifilide si presenta come una malattia infettiva multisistemica, le sue manifestazioni sono a livello dermatologico e neurologico, è causata principalmente dal "treponema pallidum", questo batterio si trasmette durante i rapporti sessuali quando si viene in contatto con delle lesioni infette. Le lesioni cutanee definite come primarie si sviluppano entro le tre settimane dall'avvenuto contagio.

Viene definita sifilide secondaria lo stadio di disseminazione ematogena del batterio, con sintomi che comprendono; l'alopecia, condilomi e ulcere. Se non avviene nessun trattamento i segni contraddistintivi di questa malattia, sia di natura primaria che secondaria tendono a regredire in maniera spontanea, anche se i pazienti entrano in uno stato di infezione latente.

Per quanto riguarda la diagnosi il batterio pallidum è un microrganismo troppo sottile per essere osservato con il microscopio a luce trasmessa, ma può essere analizzato con quello in campo scuro. È da segnalare che questa tecnica richiede un'alta esperienza per rendere chiara la distinzione tra il batterio pallidum e quello di altre specie non patogene.

Questo batterio non può essere coltivato nei terreni di coltura; pertanto, la diagnostica sierologica risulta l'approccio più utilizzato nella diagnosi di sifilide. I test impiegati nella comune routine sono quelli non treponemici per lo screening e comprendono la Venereal Disease Research Laboratory e il rapid plasma reagin.

Questi test appena citati riescono ad evidenziare gli anticorpi che reagiscono con un antigene formato da cardiolipina e altri lipidi. I test devono affiancarsi ad opportune valutazioni amnesiche, cliniche e di laboratorio del singolo paziente.

Il test tre pone mi ci sono abbastanza specifici ma non riescono a distinguere tra un'infezione in corso e una pregressa. Riassumendo vi sono i test per identificazione, quelli non treponemici e quelli treponemici.

8.8.2 La gonorrea

La gonorrea è un'infezione che detiene il primato di essere la prima causa di mortalità nel gruppo delle malattie trasmissibili sessualmente, soprattutto se si considerano le sue complicanze. I bambini nati da madri non opportunamente trattate manifestano subito dopo la nascita delle infezioni oculari.

I sintomi sono rappresentati dal dolore pelvico e da perdite vaginali. Negli uomini questa patologia si manifesta in una forma asintomatica. Tendenzialmente chi è affetto da gonorrea tende a presentare in concomitanza anche altre malattie trasmissibili sessualmente. Le infezioni acute nelle donne possono causare l'infertilità o il rischio di gravidanze ectopiche.

A livello di diagnosi la strada preferenziale è costituita dall'indagine colturale. I saggi NAAT possono fornire dei risultati rapidi e allo stesso tempo mostrano lo stesso grado di sensibilità della coltura. I test mostrano una specificità alta anche se in una popolazione a bassa prevalenza i risultati richiedono una certa cautela interpretativa. Ad ogni modo la scelta del campione per i fini diagnostici dipende in gran parte dalla tipologia dell'infezione e dal sesso del paziente.

8.8.3 La chlamydia

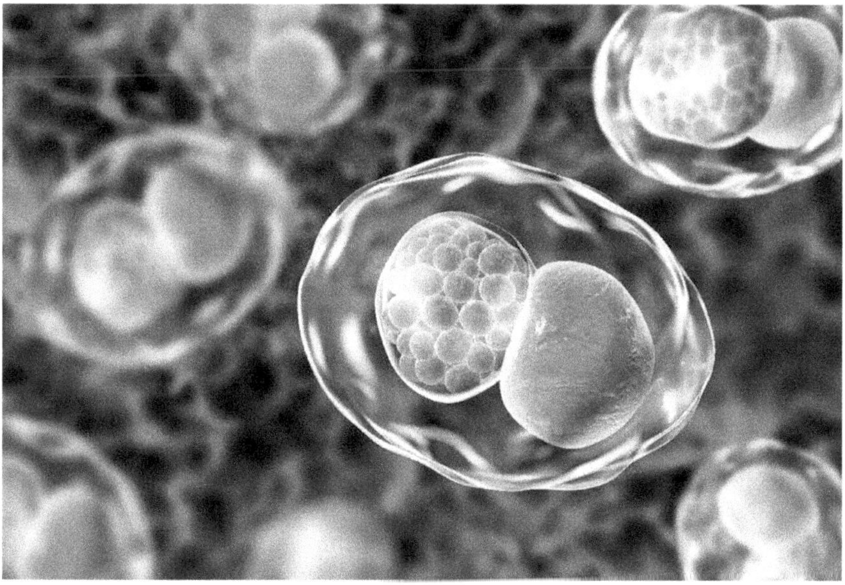

La clamidia è una patologia che viene trasmessa sessualmente ed è causata dalla clamidia Trachomatis, il microrganismo responsabile dell'infezione. Il batterio viene trasmetto con i rapporti sessuali o durante la gravidanza tra madre e figlio. Il genere più colpito rimane quello femminile rispetto a quello maschile.

La patologia ha quasi sempre un decorso asintomatico, i sintomi vanno dall'irritazione a livello pelvico fino al dolore durante la minzione con possibili perdite ematiche. Se l'infezione trova terreno fertile per il suo sviluppo può arrivare ad intaccare le ovaie e le tube, questi processi infiammatori causano una riduzione della fertilità.

Essendo una patologia "silenziosa" non è raro che i sintomi percepiti inizialmente possano aggravarsi. La prevenzione di questa patologia è possibile sia attuando una corretta igiene delle parti intime, che da una vita sessuale coscienziosa evitando i rapporti non protetti con partner che non si conoscono. In questa tipologia di malattie il preservativo non serve per una protezione efficace se come primo elemento non vi è un accurato igiene. La cura avviene con antibiotici ad azione mirata, se da una parte l'infezione viene eliminata non si può dire lo stesso dei danni che tendono a perdurare in molti soggetti.

La diagnosi della malattia viene eseguita attraverso un tampone in modo da analizzare il contenuto con successivi test di laboratorio. Può essere utile anche il test colturale delle urine in modo da individuare fin da subito la sua presenza. Attraverso la laparoscopia è possibile individuare possibili aderenze a carico degli organi della zona pelvica in modo da determinare le infiammazioni in corso. La tecnologia NAAT consente di individuare il DNA clamidiale, ad oggi è uno dei metodi preferiti per l'individuazione delle infiammazioni genitali.

8.8.4 L'Herpes Simplex

Questo tipo di infezione si manifesta attraverso delle vescicole dolorose sulla pelle o sulla mucosa. L'uomo è l'unico ospite per il virus dell'herpes, pertanto quella umana è da ritenersi l'unica forma di contagio. Il passaggio del virus avviene attraverso la saliva o tramite i rapporti sessuali, si hanno due forme di herpes una labiale e l'altra genitale.

L'herpes si manifesta per gradi, all'inizio vi è l'infezione primaria, a seguire una fase di latenza per poi sfociare in piccole infezioni ricorrenti. La forma primaria dell'herpes labiale colpisce i bambini di tre anni, dopo qualche giorno di incubazione lamentano dei dolori gengivali, mentre sul mento e nella zona vicino alle labbra possono manifestarsi le classiche vescicole a grappolo.

La forma primaria che interessa i genitali si associa a forme dolorose e difficoltà nella minzione. Non sono da escluderli l'ingrossamento dei linfonodi inguinali. I primi sintomi iniziano con una forte sensazione di bruciore accompagnato dal prurito, a seguire si manifesta l'eritema e in ultimo le vescicole a forma di bolla.

Nell'herpes genitale solitamente compaiono delle bollicine biancastre in loco. La diagnosi inizia da una valutazione visiva per poi procedere verso esami sierologici più specifici. Non esiste ancora oggi un farmaco in grado di risolvere la malattia in via definitiva.

L'herpes primario viene curato con dei famaci antivirali, le cure manifestano un miglioramento ma non sono efficaci per annientare il virus. Nelle forme secondarie vengono impiegati dei preparati specifici da applicare in loco per poi passare a quelli antibiotici. Herpes si classifica come una patologia altamente contagiosa, pertanto è opportuno non avere contatti con soggetti che manifestano i sintomi.

La diagnosi di laboratorio varia in base alla tipologia dell'infezione e al campione clinico prelevato. I test PCR risultano maggiormente sensibili rispetto alla coltura virale nelle lesioni ai genitali. La manifestazione di HSV-2 può essere validata da test sierologici, in grado di evidenziare gli anticorpi verso la glicoproteina G.

CAPITOLO 9
I vasi sanguigni

Le malattie vascolari possono presentare una forma estesa considerando che i vasi sanguigni sono diffusi in tutto il corpo; pertanto, sia i segni che i sintomi possono essere molto differenti. Qualsiasi organo o tessuto può divenire il bersaglio di una patologia vascolare.

Ad esempio, se il cuore riceve meno sangue va incontro ad una sofferenza che può indurre una patologia cardiaca. Da questo punto di vista il problema vascolare iniziale va a determinare altre complicanze.

La patologia vascolare aterosclerotica rappresenta una delle cause più frequenti di mortalità. L'obbiettivo dei vari test è quello di riuscire a identificare le principali cause, le più frequenti sono collegate ad uno squilibrio di liquidi nella dieta. La vasculite ha una minore frequenza rispetto ad altre patologie, i test clinici sono limitati per stabilire la forma di vasculite in quanto la diagnosi viene eseguita a seconda delle caratteristiche cliniche del paziente, ci si serve di test sugli anticorpi citoplasmatici e dell'esame istopatologico ottenuto da biopsia.

In questo capitolo vedremo diverse patologie, tra cui l'aterosclerosi, l'ipertensione, la vasculite, la trombosi venosa profonda, l'embolia polmonare e l'ictus.

9.1 Aterosclerosi

Questa patologia si caratterizza per delle alterazioni a livello della parete delle arterie, queste non riescono a mantenere l'elasticità a causa dei troppi elementi che vi si sono accumulati. Quando la placca diviene importante può ostacolare il flusso sanguigno, la sua rottura può comportare una trombosi.

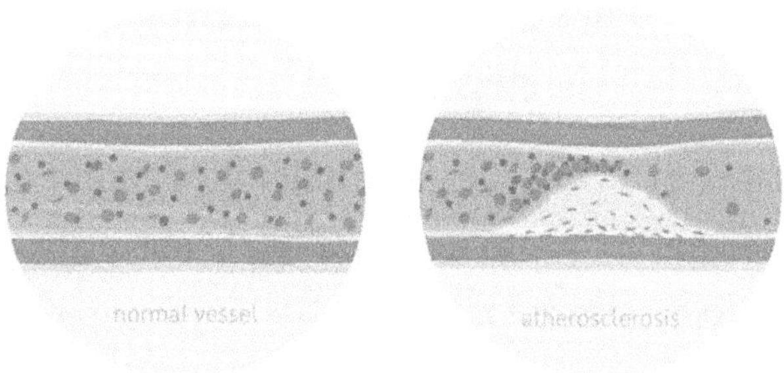

Questa patologia si presenta con un carattere irreversibile, tendente all'espansione. È possibile prevenire la formazione delle placche e in un certo senso rallentare il decorso della malattia attraverso uno stile di vita consono e trattamenti clinici mirati. L'aterosclerosi viene sempre di più collegata ai vari processi di invecchiamento, resta comunque da sottolineare che ci sono degli elementi in grado di predisporre le basi per questa malattia; pertanto, e bene tenere sotto controllo il colesterolo, l'ipertensione, il diabete, evitare il fumo e analizzare le possibili familiarità.

Anche l'alimentazione ha la sua importanza, è consigliato favorire un maggiore consumo di alimenti sani, evitando il consumo smodato di alcolici, favorendo un'attività fisica per combattere il sovrappeso.

Generalmente questa patologia non presenta sintomi rilevanti fino a quando non viene compromessa la circolazione del sangue nelle arterie, l'occlusione anche parziale di queste vie può condurre alla formazione di un trombo generando poi anche ischemie e infarti.

I sintomi a carico dell'ischemia o dell'infarto si presentano in forme differenti a seconda della localizzazione dell'arteriosclerosi. Questa malattia si può prevenire grazie anche ad uno stile di vita sano sia dal punto di vista dell'alimentazione che dalla pratica fisica, cercando di eliminare tutti quegli elementi che possono comportare un danno.

Per quanto riguarda la diagnosi non sono rilevabili dei segni con un esame visivo, se vi è un restringimento di un vaso arterioso è possibile che si manifestino dei movimenti anomali a carico del flusso di sangue, questi assomigliano a un soffio che può essere percepito da un esame con lo stetoscopio. Oltre a questa valutazione si pongono necessarie le seguenti analisi:

- Angiografia
- Angiografia RM
- Angiografia TC
- Eco-doppler

Nel caso in cui si presenti un irrigidimento delle arterie è estremamente consigliato riuscire a modificare i fattori che portano ad un rischio cardiovascolare, questo può includere anche il cambiamento del proprio stile di vita, ad ogni modo è necessario ridurre dalla propria dieta i cibi ricchi di grasso in particolar modo quelli di origine animale, limitare il consumo di alcol, e fare più movimento.

Nei casi in cui le modifiche allo stile di vita non bastino è opportuno assumere dei farmaci in grado di ridurre i livelli di colesterolo nel sangue, degli inibitori ACE per ridurre il decorso dell'aterosclerosi e dei betabloccanti uniti a dei diuretici per stabilizzare i valori della pressione. Se la patologia conduce al possibile rischio di infarto si rendono necessari interventi di angioplastica, il bypass e l'endoarteriectomia. Se non è possibile intervenire sul trombo in via meccanica vanno impiegati dei farmaci per via endovenosa in grado di scioglierlo.

9.2 Ipertensione

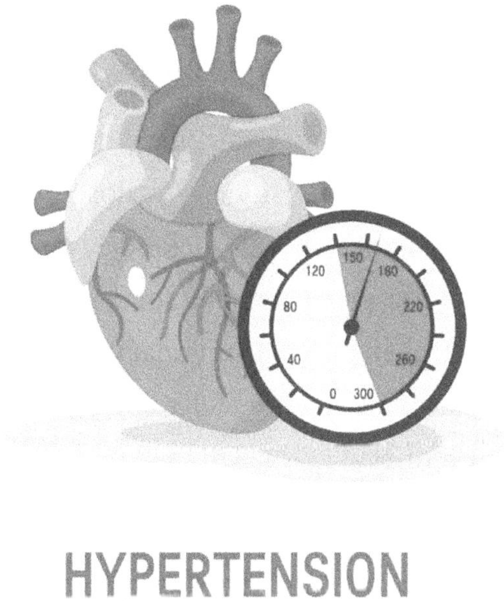

L'ipertensione si caratterizza per un'elevata pressione a livello del sangue, non è da considerarsi come una patologia ma piuttosto come un probabile fattore di rischio. Questa particolare condizione può presentare un terreno fertile per lo sviluppo delle patologie a carico del cuore. La sua individuazione anche precoce permette di contenere i possibili danni.

L'ipertensione arteriosa sistolica avviene quando aumenta solo la massima, quella diastolica quando risultano non in linea i valori di quella minima. La pressione sisto-distolica vede entrambi i valori in disequilibrio.

Le persone anziane sono più propense allo sviluppo dell'ipertensione sistolica, mentre le persone più giovani le forme diastoliche. Non esiste una specifica causa per il manifestarsi dell'ipertensione, i valori elevati dipendono anche dall'insieme di altri fattori responsabili della regolazione della pressione. Vi sono anche dei casi in cui l'ipertensione si manifesta in concomitanza o in seguito a specifiche patologie, come quelle che coinvolgono il cuore, i polmoni, i reni ecc.

A volte l'aumento di questi valori risulta strettamente collegato all'utilizzo di alcuni farmaci o dall'abuso di sostanze come il cortisone, la liquirizia, gli spray nasali, le droghe e la pillola anticoncezionale. In questi casi può rivelarsi sufficiente cambiare il proprio comportamento o stile di vita.

Un aumento dei valori non è quasi mai associato ad una manifestazione dei sintomi. Questo è dovuto in gran parte alla capacità del corpo umano di adattarsi, il quale abituandosi lentamente non invia i segnali d'allarme. Questo spiega perché alcuni individui pur manifestando una pressione alta non dimostrino alcun sintomo.

L'ipertensione non dispone di sintomi specifici, ed è per questa ragione risulta molto facile confonderli con altre patologie. Tra quelli più comuni si rilevano:

- Stordimento
- Confusione
- Vertigini
- Cefalee
- Epistassi

L'ipertensione secondaria comporta la comparsa anche di altri sintomi più specificamente correlati all'altra patologia in corso. Questi fattori portano il paziente a non accorgersi dei valori alti della pressione.

Un buon atteggiamento a livello di prevenzione suggerisce di controllarla spesso, in modo da poter eseguire prontamente la diagnosi a bisogno prevenendo i danni, molti dei quali risultano essere invalidanti.

Esistono dei fattori che possono agevolare lo svilupparsi di questa condizione, il primo tra tutti è la familiarità, se in famiglia ci sono delle persone con un'ipertensione è molto più probabile lo sviluppo di questa patologia.

L'età è un altro fattore determinante, con l'invecchiamento si evidenziano dei cambiamenti anche a livello vascolare. Il peso eccessivo conduce all'aumento dei valori della pressione, arrivando a coinvolgere anche la circolazione del sangue. Il diabete è strettamente collegato all'aumento della pressione arteriosa, questa associazione di condizioni può produrre delle conseguenze importanti anche a carico del cuore. Il fumo rappresenta un elemento pericoloso perché è in grado di aumentare significativamente i valori della pressione arteriosa, i danni di questa abitudine favoriscono la comparsa delle placche e la perdita di elasticità.

A livello di dieta il consumo di alimenti troppo salati o poveri di potassio porta all'aumento dell'ipertensione. L'assunzione smodata di alcool contribuisce all'innalzamento di questi valori. Anche lo stress e la sedentarietà comporta questo aumento.

A livello di diagnosi vi sono due valori per la misurazione della pressione, quello sistolico e quello diastolico, i nomi riflettono l'attività del cuore quando si contrae e si rilassa. I valori considerati normali si attestano intorno ai 140/85 mmHg. L'ipertensione si verifica quando i valori sono oltre la soglia considerata normale.

Quando la pressione aumenta non vi sono sintomi particolari, pertanto l'unico valido strumento non solo di diagnosi, ma anche di natura preventiva è la misurazione frequente dei valori in modo da effettuare un continuo monitoraggio. Se vi è la certezza che i valori pressori sono fuori dalla norma è indispensabile accertarsi che non siano presenti altri danni; al cuore, ai reni e ai vasi.

L'ipertensione non si cura solo con i farmaci ma soprattutto con un cambio di rotta del proprio stile di vita. I valori pressori devono rientrare in un range normale, non è fondamentale abbassarli ma piuttosto "normalizzarli" se questo non avviene il rischio di sviluppare malattie cardiovascolari non risulta mutato.

Una dieta adeguata, un minimo di attività fisica, il controllo del peso e l'abbandono del vizio del fumo, sono degli atteggiamenti di vita consigliati in caso dell'aumento dei valori pressori. Vi possono essere anche dei casi in cui pur modificando lo stile di vita non si hanno dei riscontri positivi dal punto di vista pressorio. Dopo una rivisitazione delle proprie abitudini è necessario affiancare una terapia farmacologica in modo da diminuire gli eventuali disagi. La terapia di per sé ha un carattere cronico, nel senso che viene assunta a vita, difficilmente un paziente con una diagnosi di ipertensione sospende le cure. I farmaci da utilizzare dipendono in gran parte dalle altre patologie presenti, per far sì che la cura sia efficace va effettuata un'attenta valutazione, in alcuni casi ne è sufficiente uno e in altri c'è bisogno di un mix.

L'utilizzo di più farmaci non dipende dall'aggressività dell'ipertensione ma piuttosto dalla risposta in essere nell'organismo, individuare quelli tollerati bene può richiedere del tempo, inoltre dopo una lunga assunzione lo stesso medicinale può non rispondere più efficacemente quindi è necessario procedere a nuove valutazioni/analisi per individuare una nuova cura.

I principali farmaci sono degli ACE inibitori per l'angiotestina II, o gli inibitori della renina, questi riescono a normalizzare la pressione perché vanno a sovrapporsi ad alcune sostanze in circolo. Ogni farmaco si attiva in un punto differente. I calcio antagonisti agiscono sul controllo della pressione aumentando la vasodilatazione, i diuretici la regolano grazie all'eliminazione dell'acqua in eccesso, i simpaticolitici vanno ad agire direttamente sui meccanismi del sistema nervoso centrale.

Riassumendo, per una corretta diagnosi di un paziente iperteso dopo la valutazione iniziale è bene procedere con questi test:

- Esame emocromocitometrico per rilevare eventuali anemie
- Misurazione degli elettroliti in modo da capire i livelli di Sali minerali importanti come il potassio e il bicarbonato
- La concentrazione della creatinina in modo da verificare la funzionalità renale
- La valutazione dei livelli di glucosio. A livello clinico le persone diabetiche sviluppano una maggiore probabilità di associare l'ipertensione alle proprie patologie

- Un'analisi delle urine per rilevare il diabete e indagare maggiormente sulla funzionalità renale

9.3 Vasculite

Il termine vasculite indica un gruppo di disturbi rari che si caratterizzano se pur in forme differenti per l'infiammazione dei vasi sanguigni. Le pareti dei vasi subiscono dei significativi cambiamenti, pertanto possono risultare più deboli, più spesse arrivando anche a restringersi.

Tutte queste modificazioni vanno ad inficiare sul flusso sanguigno che non riesce più a scorrere come prima, questo poco afflusso va a determinare con il tempo e a seconda della gravità della malattia altre patologie.

La vasculite può avere una natura a breve termine o a lungo termine, a questo proposito viene definita acuta per il primo caso e cronica per il secondo. Ogni forma di vasculite varia in base:

- Dai vasi sanguigni coinvolti e dalla zona, se sono coinvolti più organi la gravità è maggiore
- Anomalie riscontrate in sede di laboratorio

Tutti possono essere affetti nel corso della vita da questa patologia, anche se alcune tipologie della malattia risultano essere più frequenti rispetto ad altre. Come per l'ipertensione anche in questo caso a seconda della tipologia di vasculite riscontrata si deve procedere con una valutazione accurata in modo da stabilire analisi e terapia, nei pazienti con somatologia lieve non è necessario intervenire con i farmaci.

Ad oggi non è ancora chiaro come si sviluppi la malattia, alcune forme di vasculite sembrano legarsi a dei genotipi specifici, altre hanno un'associazione con le malattie autoimmuni in particolar modo negli eventi trigger. L'epatite sia nella forma B che in quella C, come le infezioni a carico da virus possono condurre al manifestarsi della vasculite.

La vasculite viene identificata come primaria quando non vi è un'eziologia identificabile, quella secondaria presuppone una causa generata da un'altra patologia in corso. La vasculite viene identificata con l'esame istopatologico dei vasi, va evidenziato che non sempre è possibile procedere attraverso questo esame soprattutto per delle complicazioni in loco.

La diagnosi non risulta sempre facile soprattutto se si vuole identificare la forma, è possibile comunque basarsi:

- Sui segni clinici che una particolare forma produce
- Sulla tipologia d'infiammazione presente all'interno del vaso

Ogni tipologia di vasculite richiede un approccio di analisi differente. Gli ANCA sono autoanticorpi IgG specifici contro antigeni neutrofili, possono essere rilevati nelle forme di vasculite sistemica, conosciute anche con il nome di vasculiti-ANCA. L'immunofluorescenza è un valido aiuto per differenziare le varie tipologie ANCA, le principali colorazioni sono p-ANCA (perinucleare), c-ANCA (citoplastica), e l'ANCA atipico.

Il target più utilizzato per l'ANCA è la mieloperossidasi, diversamente la lattoferrina e l'elastasi risultano più difficili da valutare. Siccome molte vasculiti colpiscono i reni il monitoraggio della funzionalità renale è alquanto importante.

La diagnosi comprende un'anamnesi profonda del paziente per poi procedere, con esami del sangue, delle urine, radiografie, risonanze, biopsia e imaging, da valutare a seconda della storia clinica specifica.

9.4 Trombosi venosa e l'embolia polmonare

Questi disturbi sono da considerarsi molto comuni, la trombosi venosa può manifestarsi sia ad un livello profondo che più superficiale, si presenta come un'anomalia della coagulazione, in particolare negli arti inferiori.

La coagulazione è un'attività fisiologica per il corpo, se però avviene in una zona sbagliata si va a formare un grumo, chiamato anche con il nome di trombo. Questa patologia può avere diverse conseguenze, molte anche gravi come l'embolia polmonare, a seconda di dove si manifesta.

La trombosi generalmente si manifesta attraverso una sensazione di pesantezza, gonfiore e dolore a carico dell'arto coinvolto, anche le braccia sono esposte al rischio di incorrere in una trombosi anche se è molto più comune la sua manifestazione nelle gambe per via della gravità quando si sta in posizione eretta.

Alla prima sensazione fastidiosa di pesantezza o ingrossamento dell'arto si aggiunge il dolore, questa sensazione può essere facilmente equivocata perché tende ad assomigliare ad un crampo. Quindi non è semplice per il paziente capire di cosa si tratta fin da subito. Il dolore si presenta sopportabile, raramente diviene intenso. Nei casi in cui il dolore si manifesta in forma acuta significa che la trombosi sta comprimendo un'arteria, questo causa un afflusso di sangue insufficiente nelle zone periferiche, per uscire da questa situazione è necessario l'intervento chirurgico per scongiurare una necrosi tissutale.

I sintomi manifestati possono assumere una natura ancora più superficiale, la cute si può arrossare con la comparsa di un diffuso calore. Possono comparire in maniera isolata oppure no, in ogni caso è bene che non siano sottovalutati, perché la patologia può manifestarsi lievemente e peggiorare con una velocità alquanto significativa.

L'embolia è l'infarto del polmone, molte condizioni di trombosi tendono a complicarsi fino a sfociare in embolia. La situazione richiede un attento monitoraggio perché il più delle volte l'embolia polmonare ha un comportamento silente, i sintomi più facilmente rilevabili corrispondono ad un dolore intenso al torace, che provoca un'alterazione repentina del respiro, può verificarsi una tosse secca o mista improvvisa che causa la medesima fame d'aria. Il cuore, di conseguenza, tende ad accelerare i battiti.

L'embolia nelle forme più gravi può comportare la perdita della conoscenza, fino a concludersi per via delle complicanze con la morte del paziente. Nei casi in cui non viene trattata in modo adeguato può anche comportare nel corso del tempo lo sviluppo dello scompenso cardiaco in varie forme, alcune delle quali mortali.

A livello di diagnosi quando un trombo si degrada, si creano i prodotti di degradazione della fibrina reticolata, uno di questi è il D- dimero, i suoi livelli risultano elevati nei pazienti affetti da trombosi venosa profonda ed embolia polmonare, il suo livello può risultare elevato anche a causa di condizioni cliniche associate che includono il degrado della fibrina.

I saggi per la misurazione del D- dimero prevedono l'uso di anticorpi monoclonali, molti di questi aiutano ad escludere la trombosi in pazienti che non hanno un elevata probabilità clinica di trombosi venosa profonda ed embolia polmonare.

Il criterio a livello predittivo più utilizzato è il punteggio di Wells per la trombosi venosa profonda, per quanto riguarda l'embolia polmonare vengono utilizzati il punteggio di Wells e il punteggio di Ginevra modificato, questi variano in base agli elementi presenti nella valutazione e anche a seconda dei singoli parametri. Anche i vari esami di imaging risultano preziosi nella valutazione della trombosi venosa profonda e dell'embolia polmonare. I principali test utilizzati sono:

- Ultrasonografia compressiva per la trombosi venosa profonda
- Scansione tomografica computerizzata per l'embolia polmonare
- Scansione tomografica computerizzata per la trombosi venosa profonda
- La misura del D- dimero

9.5 Ictus

L'ictus avviene quando il cervello non riceve sufficiente ossigeno, questo comporta la morte dei neuroni. Molte persone affette da ictus guariscono senza importanti complicanze ma ve ne sono altre che a seconda dell'area del cervello coinvolta perdono molte funzionalità.

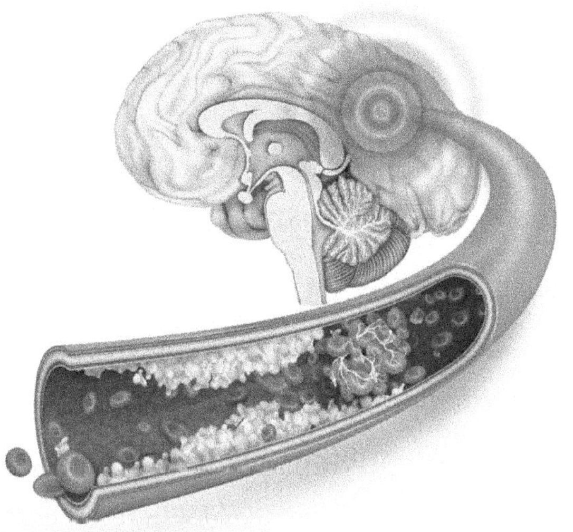

Stroke

L'ictus a seconda delle parti del cervello in cui si manifesta può comportare difetti importanti sia a livello motorio che sensoriale, un ictus che si sviluppa in un'altra parte del corpo può produrre una difficoltà a muovere i muscoli facciali o a pronunciare determinate parole.

Generalmente quando il cervello non riesce a ricevere l'ossigeno necessario si può individuare la causa in un evento ischemico per la maggior parte delle volte o in uno e in uno emorragico, nel primo si assiste ad un vero e proprio blocco nel vaso sanguigno e nel secondo il vaso in oggetto si rompe.

Nel nostro paese l'ictus rappresenta la seconda causa di morte dopo quella ischemica a carico del cuore, oltre che a rappresentare una forte causa di invalidità per le conseguenze che comporta. L'ictus risulta molto più frequente dopo i cinquant'anni, con il passare dell'età il rischio tende solo ad aumentare.

L'ictus può avere una natura ischemica quando un'arteria a causa di un'ostruzione non riesce a far arrivare sufficiente nutrimento, in questo caso si può avere un ictus trombotico o trombo-embolico, la maggior parte degli ictus rilevati nella popolazione è di tipo ischemico.

L'ictus emorragico avviene quando l'arteria si rompe a livello dell'encefalo, questo determina un'emorragia cerebrale, a livello diagnostico è stato rilevato che la principale causa di questa forma di ictus risiede nell'ipertensione, oltre all'aneurisma rotto o ad una malformazione venosa. Se avvengono degli ictus multipli si può manifestare una forma di demenza vascolare, molto simile alla malattia di Alzheimer. Circa la metà dei pazienti che subiscono un ictus emorragico va incontro alla morte nel giro di pochi giorni, eseguire un trattamento preventivo soprattutto se si hanno altre patologie pertanto diviene essenziale.

La diagnosi di questa malattia avviene quando si manifestano le prime alterazioni motorie, sensoriali o cognitive. I principali test riguardano l'identificazione delle cause, soprattutto per i casi clinici che evidenziano un elevato rischio di patologie vascolari. In seguito, risulta utile anche monitorare l'efficacia dei trattamenti antiaggreganti.

NOTE CONCLUSIVE

Vorrei ringraziare tutte le persone che mi hanno aiutato con enorme pazienza nella stesura di questo lavoro soprattutto per il fatto che sono riuscite a soddisfare molte delle mie curiosità intellettuali. Spero di essere riuscito nel mio intento di presentazione degli argomenti trattati in una maniera non troppo complessa, era una grande sfida per me fin dall'inizio.

Nel ringraziare te che hai tra le mani questo mio lavoro di studio, ti invito a conoscere anche un altro mio testo riguardante l'interpretazione dell'ECG. Alla fine, devo ammettere che non è semplice approcciarsi alla medicina di laboratorio, si tende a vederla come una camera oscura, in realtà è molto importante conoscerne le funzionalità e le dinamiche per poter fornire una corretta diagnosi, valutando meglio il quadro complessivo che ogni paziente presenta.

www.ingramcontent.com/pod-product-compliance
Ingram Content Group UK Ltd.
Pitfield, Milton Keynes, MK11 3LW, UK
UKHW021248031026
15588UKWH00001B/326

9 798201 864071